いぼ痔・切れ痔・痔ろう

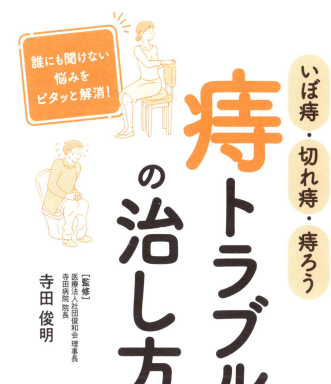

痔トラブルの治し方

誰にも聞けない
悩みを
ピタッと解消！

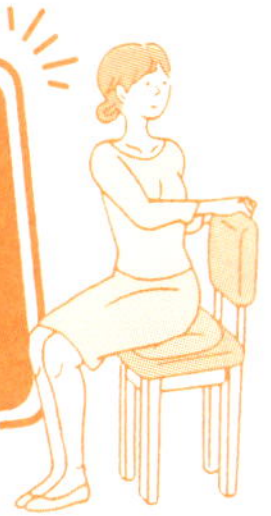

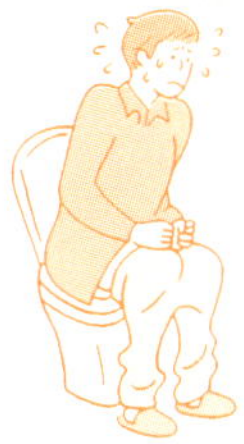

［監修］
医療法人社団俊和会 理事長
寺田病院 院長
寺田 俊明

Gakken

いぼ痔・切れ痔・痔ろう

辛い痔トラブルを改善したい！

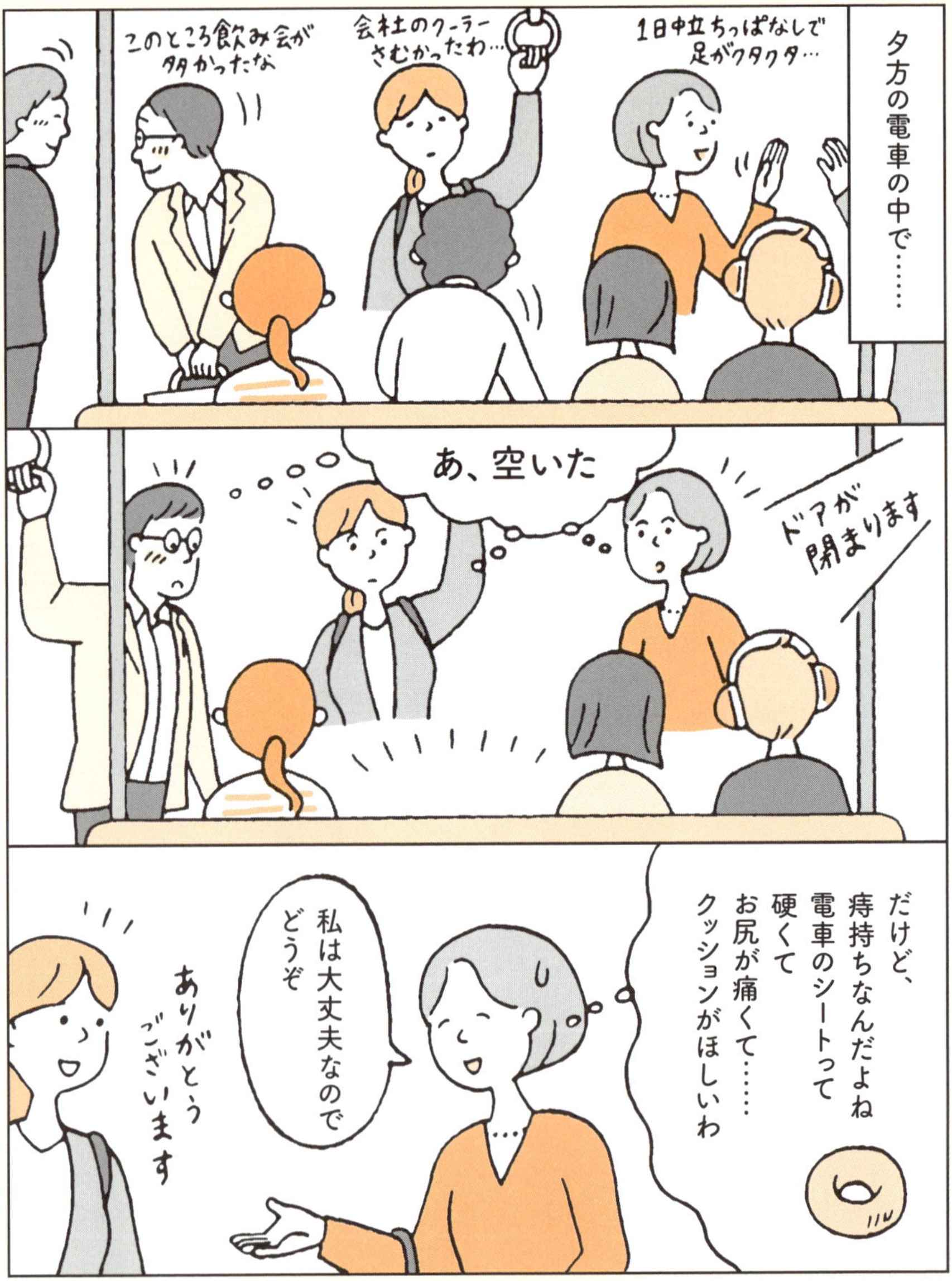

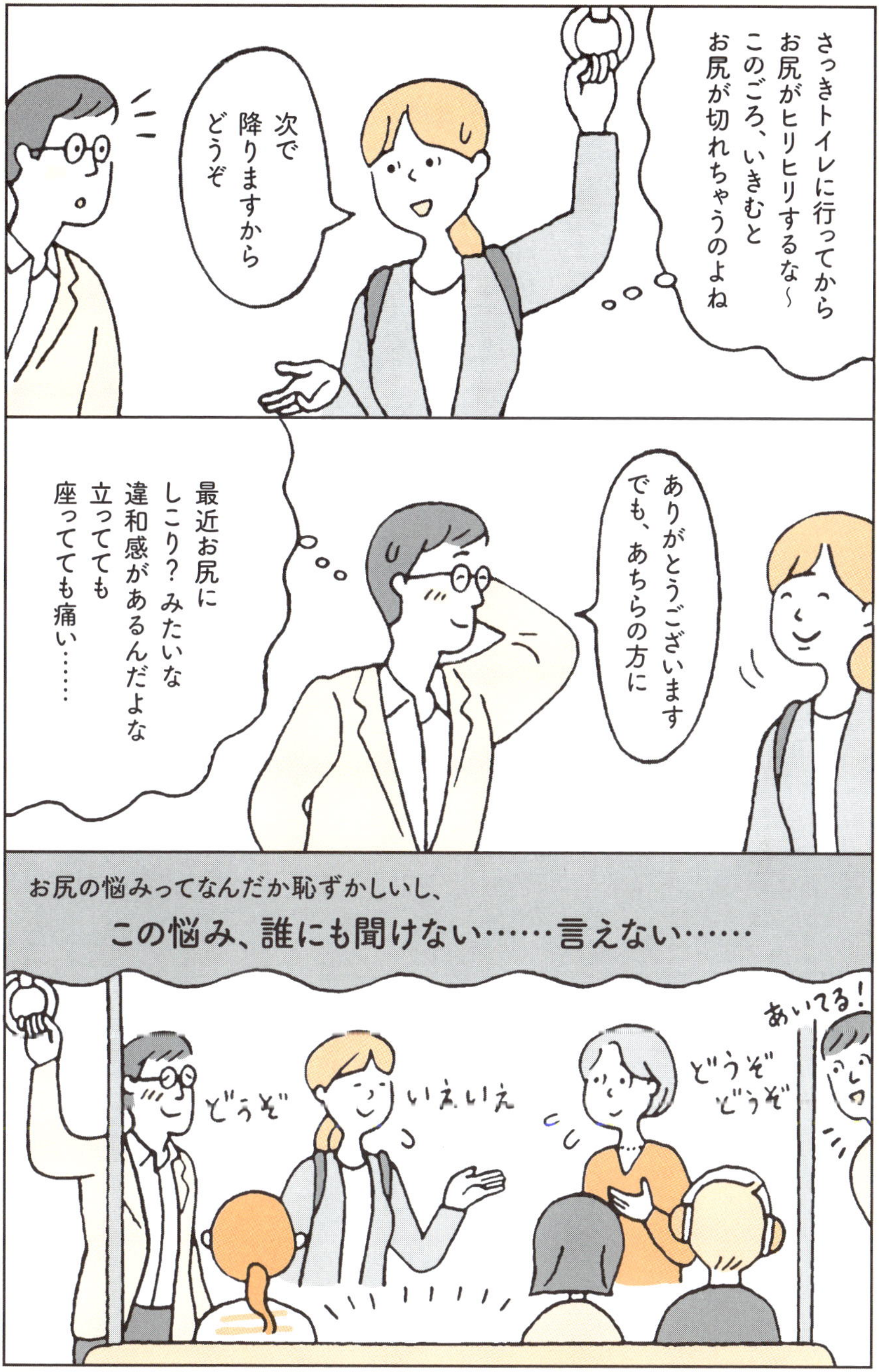
さっきトイレに行ってから
お尻がヒリヒリするな～
このごろ、いきむと
お尻が切れちゃうのよね
次で降りますからどうぞ
ありがとうございます
でも、あちらの方に
最近お尻に
しこり？ みたいな
違和感があるんだよな
立ってても
座ってても痛い……
お尻の悩みってなんだか恥ずかしいし、
この悩み、誰にも聞けない……言えない……
あいてる！
どうぞ どうぞ
いえいえ
どうぞ

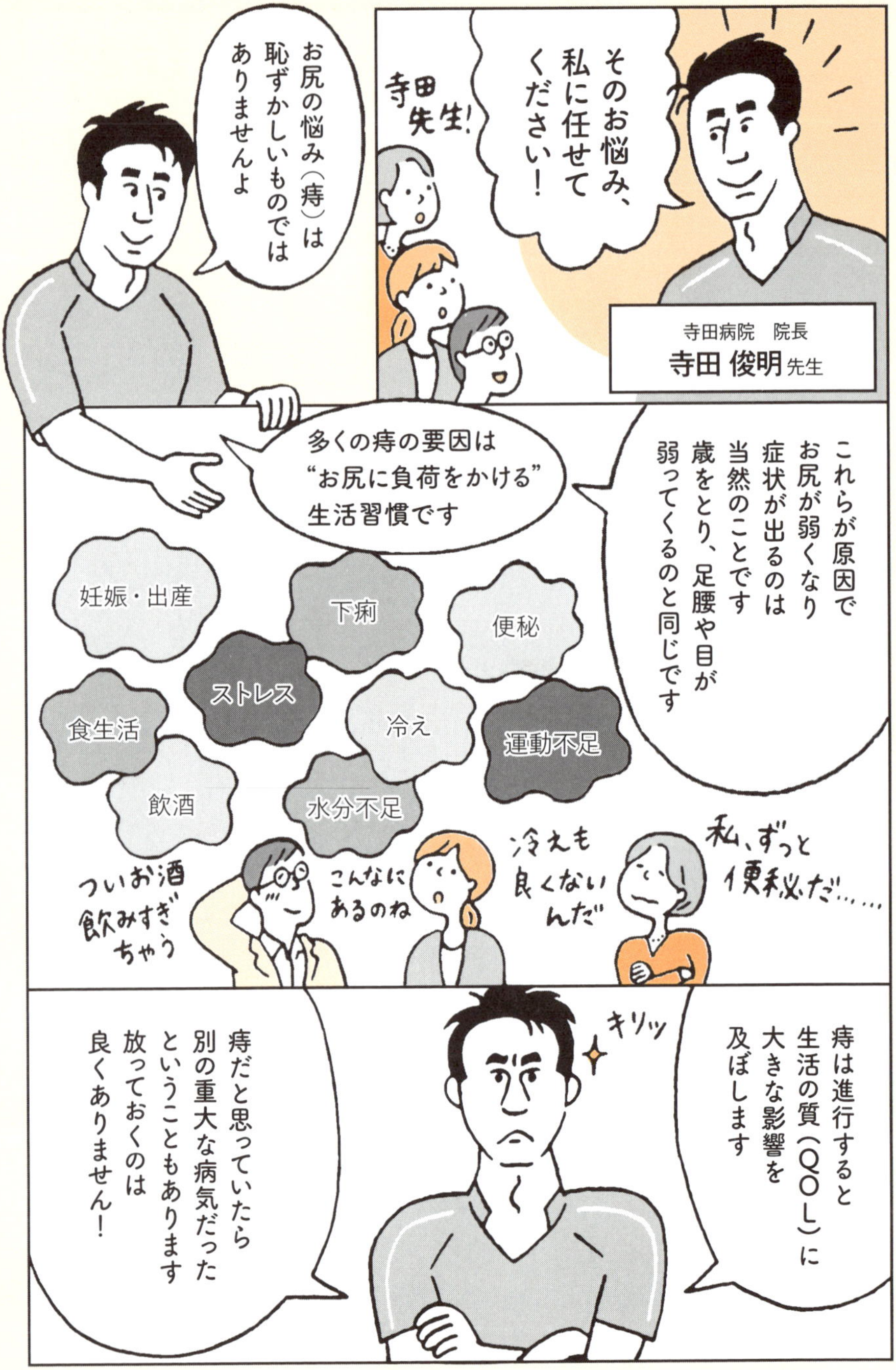

そのお悩み、私に任せてください！
寺田先生！
寺田病院　院長
寺田 俊明 先生
お尻の悩み（痔）は恥ずかしいものではありませんよ
これらが原因でお尻が弱くなり症状が出るのは当然のことです歳をとり、足腰や目が弱ってくるのと同じです
多くの痔の要因は“お尻に負荷をかける”生活習慣です
妊娠・出産
下痢
便秘
ストレス
食生活
冷え
運動不足
飲酒
水分不足
私、ずっと便秘だ……
冷えも良くないんだ
こんなにあるのね
ついお酒飲みすぎちゃう
痔は進行すると生活の質（QOL）に大きな影響を及ぼします
キリッ
痔だと思っていたら別の重大な病気だったということもあります放っておくのは良くありません！

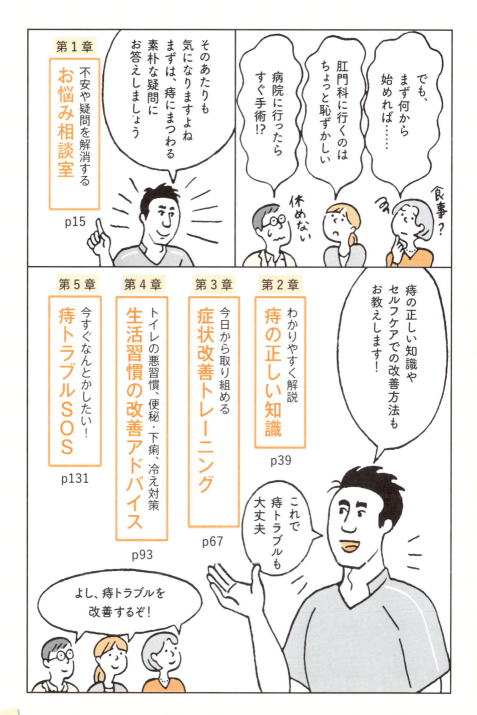

でも、まず何から始めれば……
肛門科に行くのはちょっと恥ずかしい
病院に行ったらすぐ手術!?
食事?
休めない
そのあたりも気になりますよね まずは、痔にまつわる素朴な疑問にお答えしましょう
第1章
不安や疑問を解消する
お悩み相談室
p15
痔の正しい知識やセルフケアでの改善方法もお教えします!
第2章
わかりやすく解説
痔の正しい知識
p39
第3章
今日から取り組める
症状改善トレーニング
p67
第4章
トイレの悪習慣、便秘・下痢、冷え対策
生活習慣の改善アドバイス
p93
第5章
今すぐなんとかしたい!
痔トラブルSOS
p131
これで痔トラブルも大丈夫
よし、痔トラブルを改善するぞ!

痔にならない人はいない!?
だからこそ、正しいセルフケアを

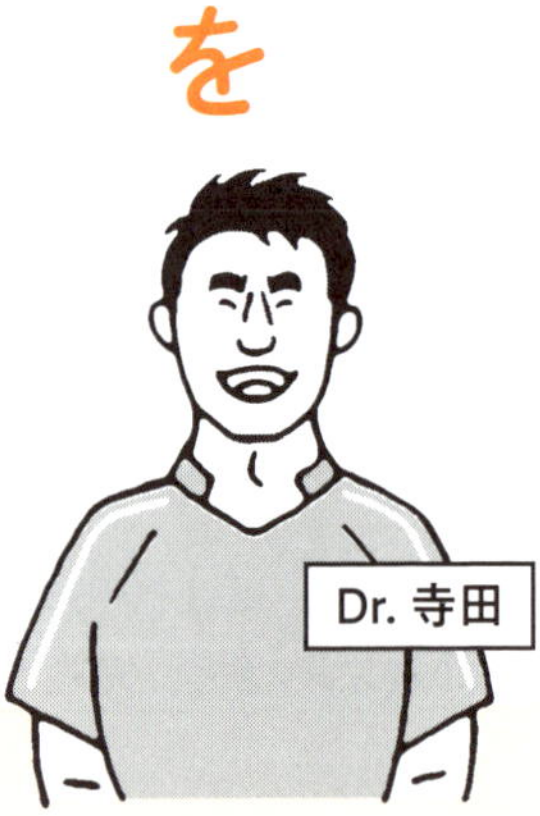

痔《じ》トラブルで密かに悩みを抱えている……。こうした人はおそらくみなさんが想像している以上にたくさんいます。もしかしたら、隣のデスクで仕事をしている同僚も、痔のせいで悩んでいるかもしれません。

というのも、男女ともに一番多い「いぼ痔」は、二足歩行を始めた人類にとって起こるべくして起こった病気です。二足歩行によって肛門が心臓よりも低い位置になったせいで重力の影響を強く受け、肛門周囲の血流が悪くなってしまったことが痔の発生に大きく関与しているのです。

加えて、食事や生活習慣の偏りによる便秘や下痢、ストレス過多の毎日、運動不足など、現代人には痔を引き寄せる要因が複数あり、このことが患者さんの多さにもつながっているのでしょう。女性の場合は、妊娠・出産が痔の原因や悪化の引き金にもなることも多々あります。

このように、痔は非常に身近で、誰にでも起こる可能性がある一方、他の病気に比べて、受診のハードルがとても高いという一面があります。これは、お尻を見られるのは恥ずかしい、治療や手術は痛くて怖そう……などの理由から受診をためらう人が多いためと考えられます。だからこそ、みなさんは「自分でなんとかしたい！」と考えて、本書を手に取ってくださったことでしょう。

結論から言えば、ほとんどの痔はセルフケアで対処できます。早い段階から適切にケアを続けていけば、症状を落ち着かせながら生活の質（ＱＯＬ）を保つことは十分に可能です。そのために、まずは正しい知識を得ることが肝心です。

代表的な痔には、「いぼ痔」「切れ痔」「痔ろう」の３つがあります。自分の痔はどのタイプなのかを把握し、原因や改善するための方法をきちんと理解したうえでセルフケアを続けていただきたいのです。本書が痔トラブル改善に少しでもお役に立てることを願っています。

第2章 症状・原因・治療法 正しい知識を学べば悩みは軽くなる

第3章 1日数分で効果あり! 痔トラブル改善トレーニング

第4章 今日からできる! 生活習慣改善アドバイス

第5章 今すぐなんとかしたい！ 困った痔トラブルSOS

第1章

名医にこっそり聞く

いぼ痔・切れ痔・痔ろうのお悩み相談室

お悩み
1

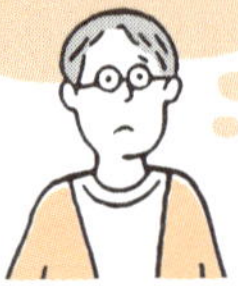

自分の痔トラブルのタイプを知る方法はありますか？

痔《じ》とは、肛門の病気の総称です。**「いぼ痔」「切れ痔」「痔ろう」の3つが代表的なもので、その大半を占めています。**他の部位の病気とは異なり、他人には相談しづらく〝できれば自分でなんとか治したい〟と考えている人も多いでしょう。

まずは、左ページのチャートを参考に、気になっている症状から自分の痔のタイプを探ってみましょう。それがわかれば、適切なセルフケアを行うことができ、生活習慣の改善にも取り組めます。

出血をはじめ、痛みの有無、肛門からいぼが出ているか、膿《うみ》が出ているかなど、**痔のタイプによってそれぞれ特徴的な症状があります。**自分の症状がどれに近いのかチェックしてみてください。

ただし、痔以外の病気の可能性もゼロではありません（→p34）。判定にこだわらずに、それを理解しておくことが大切です。

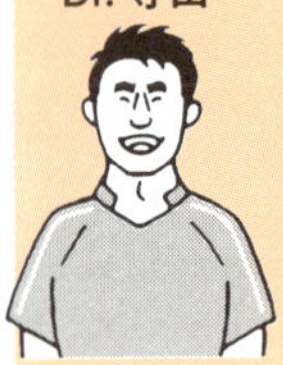

まずは自分の痔のタイプをチャートで確認してみましょう。

よくある痔トラブルタイプ判定チャート

〖 一番気になる症状からスタート 〗

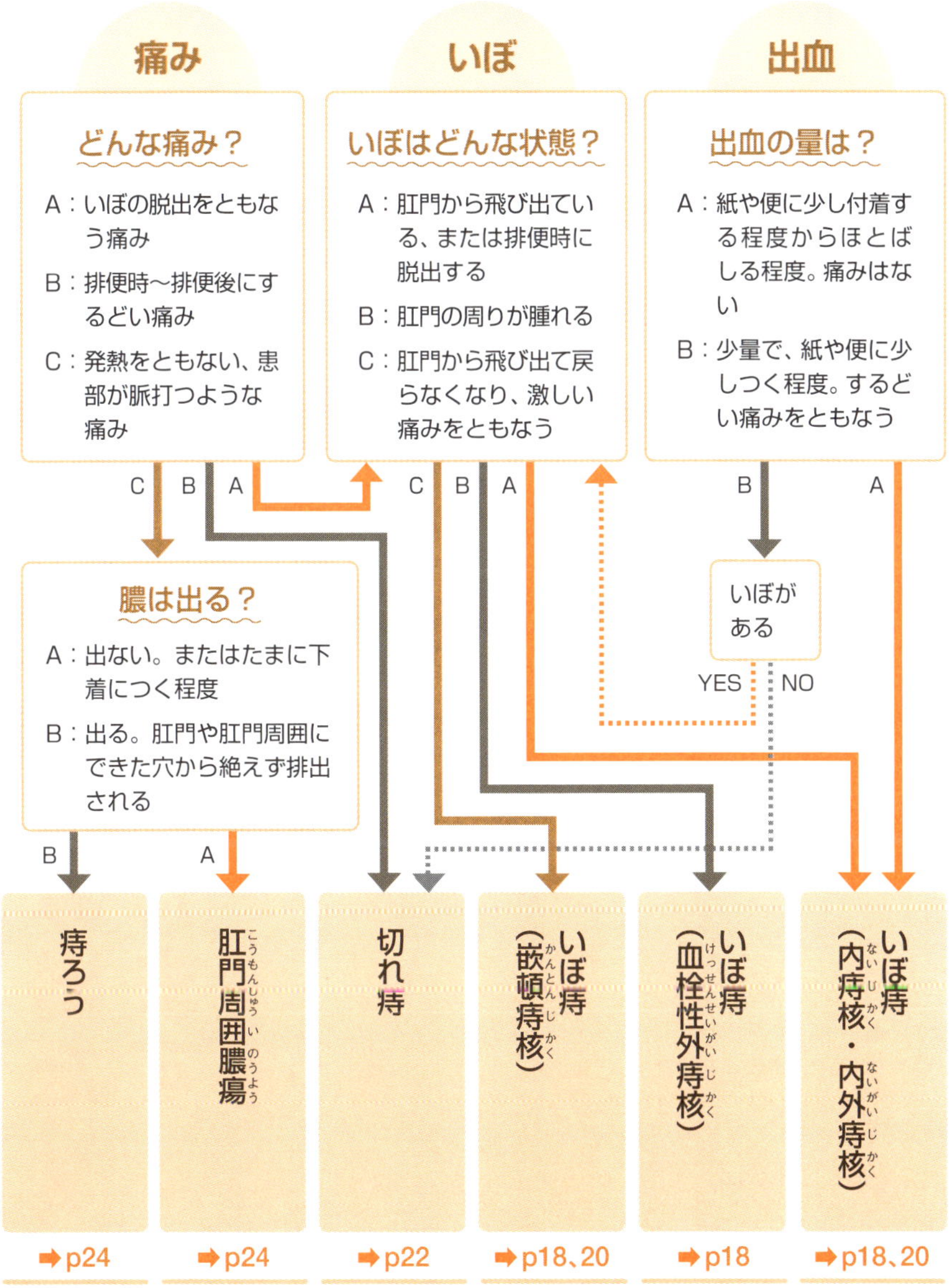

お悩み 2

トイレ後にいぼがはみ出たり、下着に血がついたりします

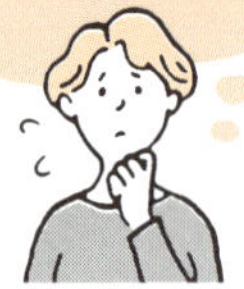

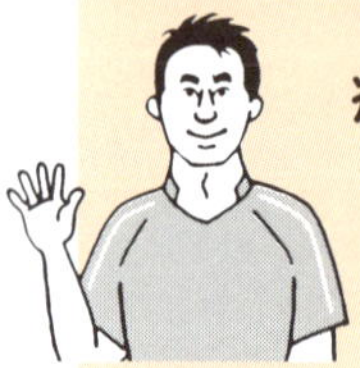

Dr. 寺田

いぼがはみ出たり、出血、痛みなどの症状があるならいぼ痔の可能性があります。

お尻からいぼがはみ出ていたり、出血や痛みなどの症状があれば、「いぼ痔《じ》」が疑われます。

いぼ痔は医学的には「痔核《じかく》」といい、直腸側の粘膜にできたものを「内《ない》痔核《じかく》」、肛門の粘膜や皮膚にできたものを「外痔核《がいじかく》」と分類します。**初期の内痔核の段階では、まだ出血だけでいぼの脱出がありません。**だんだんと進行してくると、内痔核が大きくなって外痔核の部分まで腫れるようになり、「内外痔核《ないがいじかく》（→p44）」となります。すると、**排便時にいぼが飛び出たり、常にいぼが飛び出た状態になったりして、お尻の不快感がかなり強くなります。**内外痔核が大きくなってくると、痔核が肛門に締められ続けて戻らなくなる「嵌頓痔核《かんとんじかく》」（→p144）の状態になることもあります。また、急激に肛門に負荷がかかったときなどに肛門の皮膚近くが急に腫れて血豆をつくることがあります。これを「血栓性外痔核《けっせんせいがいじかく》（→p45）」といいます。

特徴的な症状はいぼの脱出

いぼ痔の特徴的な症状は、いぼの脱出。痛みや出血をともなうことも多い。いぼ痔でも内痔核（→p20）は痛みがないことも多い。

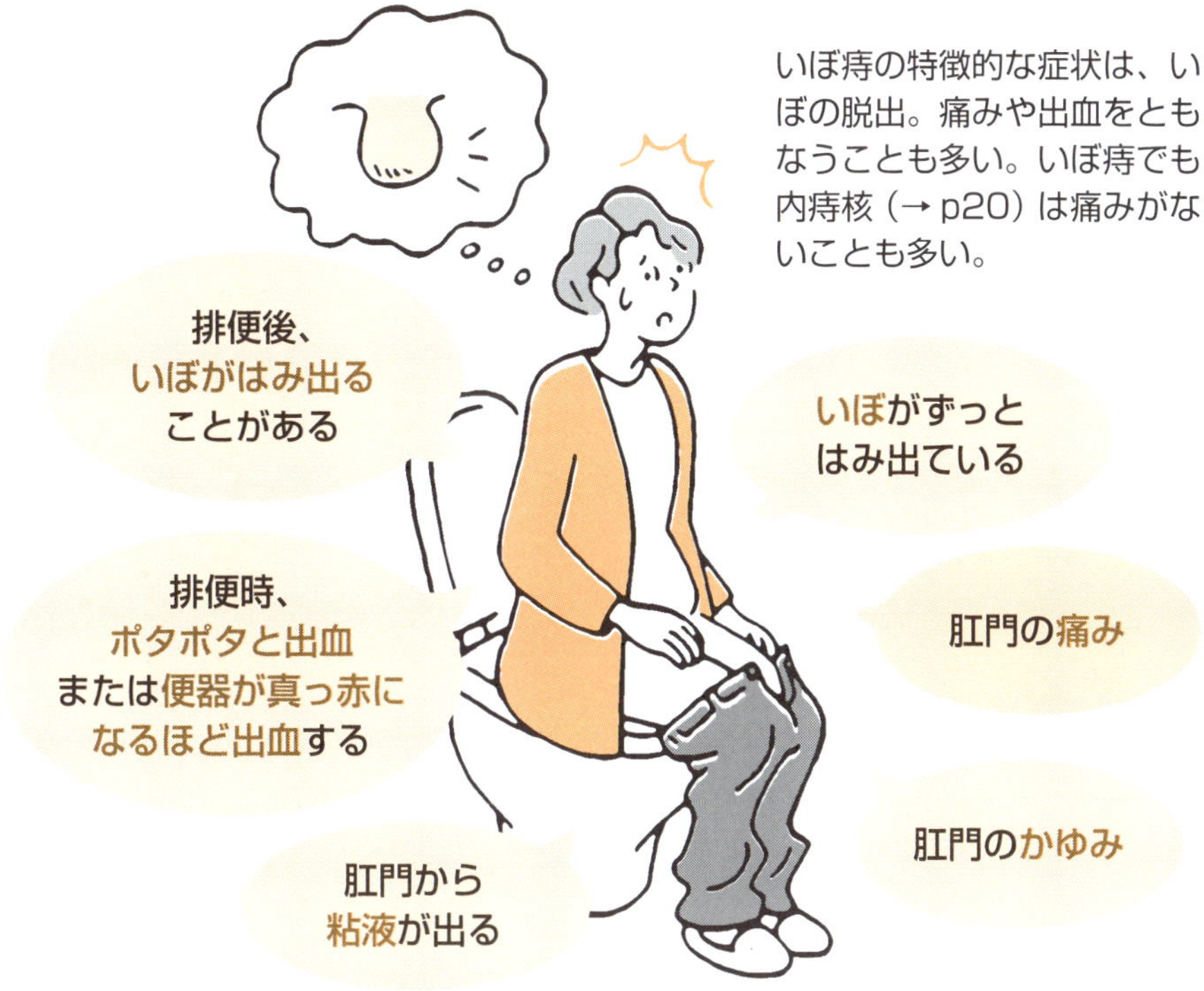
排便後、
いぼがはみ出る
ことがある
いぼがずっと
はみ出ている
排便時、
ポタポタと出血
または便器が真っ赤に
なるほど出血する
肛門の痛み
肛門のかゆみ
肛門から
粘液が出る

〚 こんな人に多い 〛

- 便秘がち
- 排便のとき強くいきむ
- 長時間トイレに座る
- 日中座っている時間が長い
- 妊娠・出産の経験がある

まずはここから始めよう

- ▶痔の悪化の原因となる生活習慣をチェック → p94～95
- ▶便秘を改善して肛門の負荷を和らげる → p68～83、p102～115
- ▶トイレでの悪習慣を改善する → p96～101
- ▶運動不足を解消し、肛門のうっ血を防ぐ → p84～91
- ▶冷えを解消し、肛門のうっ血を防ぐ → p118～121

お悩み 3

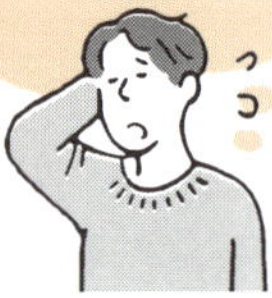

痛みはないのに出血することがありますが、これも痔ですか？

Dr. 寺田

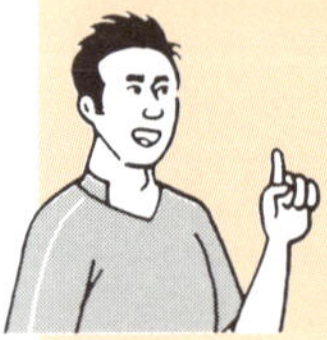

いぼ痔でも内痔核の場合は痛みを感じないこともあります。

痛みはないけれど排便時などに出血する場合は、「内痔核《ないじかく》」といういぼ痔《じ》の可能性があります。痛みがないのは、いぼができている場所と関係があります。直腸と肛門のつなぎ目を「歯状線《しじょうせん》」（↓p43）といいます。ここから上側の直腸粘膜は痛みを感じにくいゾーンにあたります。**内痔核はこのゾーンにできるいぼ痔なので、痛みが出にくいのです。**

内痔核は痛みはありませんが、排便時に便がいぼにあたりこすれてしまうと、いぼが破れて出血します。便に赤い血が大量に付着したり、ときには便器に鮮血がポタポタと落ちたりしてびっくりすることもあります。

痛みがないからといって放っておくと、やがていぼが肛門の外に脱出したままになります。**脱出したいぼが肛門に締められ続けて戻らなくなると、「嵌頓痔核《かんとんじかく》」（↓p144）になってしまうことがあります。**この場合、激痛に見舞われてしまいます。

急に出血して驚くことも多い

内痔核は痛みを感じないことが多いため、突然の出血に驚く患者さんも多い。痔核が成長すると、いぼが脱出するようになったり痛みをともなったりすることもある。

残便感
出血するが痛みはない
トイレ後、いぼがはみ出ることがある
排便時、ポタポタと出血または便器が真っ赤になるほど出血する

セルフケアの方針はｐ19の「まずはここから始めよう」を参照してください。

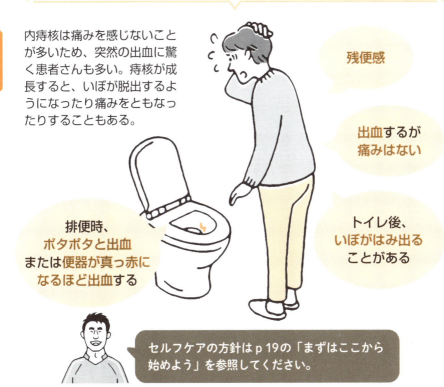

＼＼ いぼ痔（内痔核）はできやすい場所がある ／／

直腸の血管は3方向に分かれて肛門に向かう。それが右図の3方向。肛門付近の血管は血管壁が薄いなどの特徴から、血流が滞りいぼ痔（内痔核）を起こしやすい（右図の●の部分）。

肛門を下から見た図

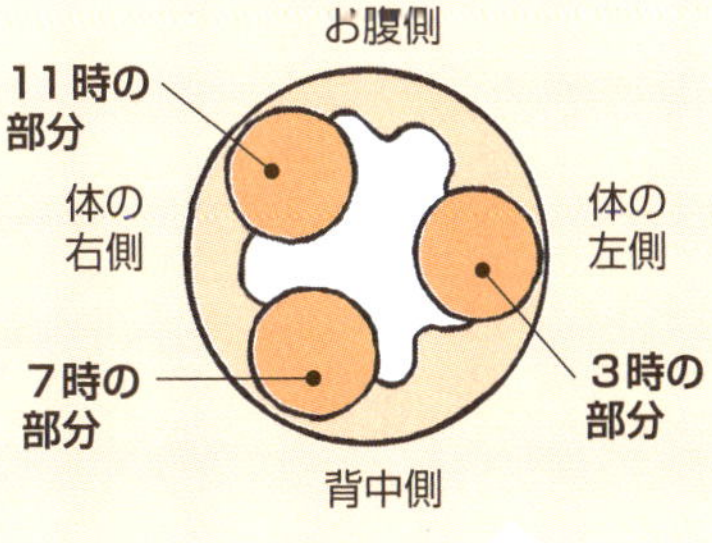
お腹側
11時の部分
体の右側
体の左側
7時の部分
3時の部分
背中側

お悩み 4

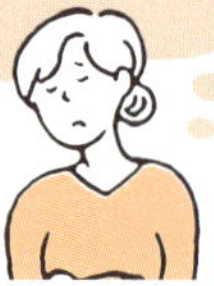

出血の量は少ないのですが、トイレ後も痛みが続きます

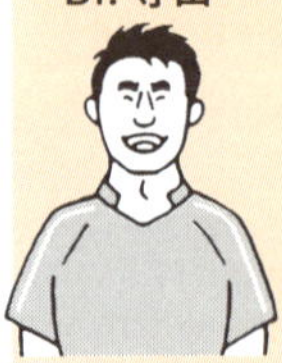

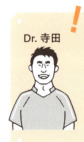

Dr. 寺田

少量の出血とトイレ後の痛みがあるなら切れ痔の可能性が高いです。

排便後にお尻を拭くと血がついていたり、肛門の痛みが続いたりする場合は「切れ痔《じ》」が疑われます。医学的には「裂肛《れっこう》」といいます。痔のなかでは比較的女性に多く見られます。

切れ痔の原因は、排便時に硬い便や太い便が肛門を通過することによって肛門が裂けるためで、**強い痛みがあるのは、裂けている部分が歯状線《しじょうせん》（→p43）より下側の肛門の粘膜や皮膚だからです。**初期のうちは排便時や排便直後にしばらく痛みますが、数分程度でおさまります。

しかし、たびたび裂けるようになると、傷口が深くなり潰瘍《かいよう》となります。やがて筋肉近くまで傷が深くなると、肛門の筋肉（内肛門括約筋《ないこうもんかつやくきん》）がけいれんするように収縮し（攣縮《れんしゅく》）、排便時以外にもジーンと痛くなります。傷口が治るときに筋肉が硬くなり伸び縮みが悪くなると、肛門が狭くなる「肛《こう》門狭窄《もんきょうさく》」となり排便のたびに肛門が切れて痛むという悪循環に陥ります。

トイレ後も続く痛みが特徴的

切れ痔は、排便時や排便後のするどい痛みが特徴。排便後、痛みが数時間続くことも。出血は、少量のことがほとんど。加齢とともに肛門周囲の筋力がゆるむため、高齢者に切れ痔の患者さんは少ない。

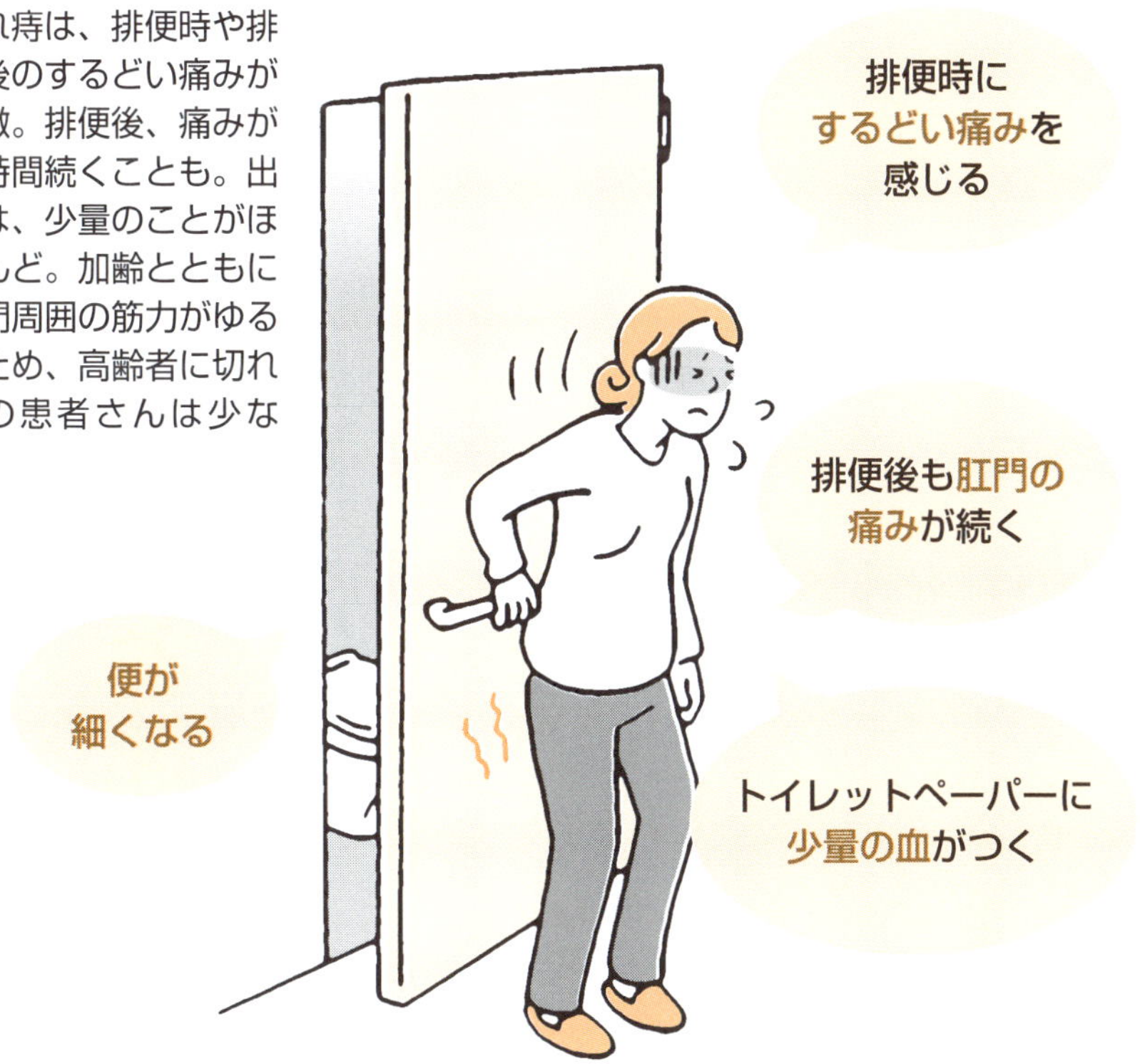
排便時に
するどい痛みを
感じる
排便後も肛門の
痛みが続く
便が
細くなる
トイレットペーパーに
少量の血がつく

〖こんな人に多い〗

- 便秘がち
- 下痢を繰り返している

まずはここから始めよう

- 痔の悪化の原因となる生活習慣をチェック → p94～95
- 便秘・下痢を改善して肛門の負荷を和らげる → p68～83、p102～117
- トイレでの悪習慣を改善する → p96～101

お悩み

5

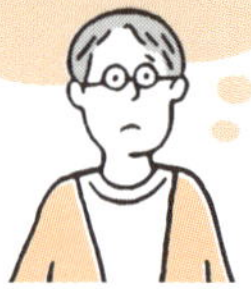

肛門の周りが腫れておさえると痛く、膿も出ます

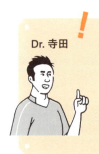

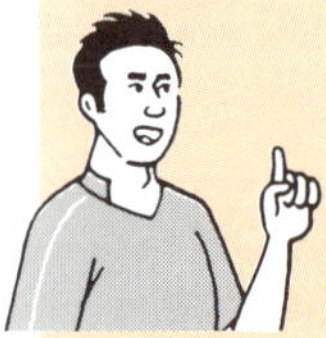

腫れ・膿は痔ろうの疑いあり。セルフケアでは対処できません。

肛門の周辺が腫れておさえると痛かったり、膿《うみ》が出て下着が汚れたりするときは「痔《じ》ろう」の可能性があります。俗に「あな痔」と呼ばれることもあります。

痔ろうは、直腸と肛門のつなぎ目にある歯状線《しじょうせん》（→p43）にある、「肛門《こうもん》陰窩《いんか》」という小さな穴に感染が起こることが原因です。

痔ろうには、その前段階とも言える「肛門周囲膿瘍《こうもんしゅういのうよう》」という病気があります。この段階で受診し、切開して膿を出せばそのまま治ることもあります。しかし、多くの場合は痔ろうに移行します。やがて感染元にたまった膿がトンネルをつくり、別の出口から膿が出てくるようになります。

痔ろうは、いぼ痔や切れ痔と違ってセルフケアでは対処できません。また、非常にまれではありますが、がん化することもあるため、放置せず、必ず専門医を受診することが大切です。

肛門周囲膿瘍が進行して痔ろうに

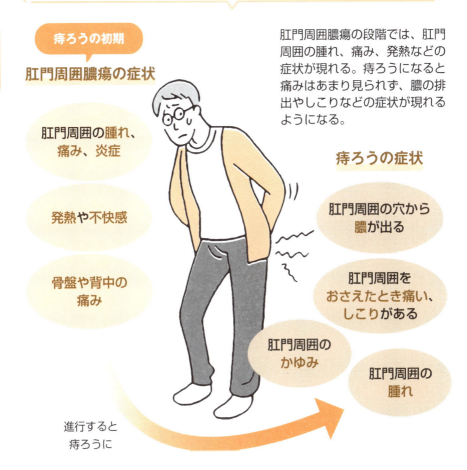

肛門周囲膿瘍の段階では、肛門周囲の腫れ、痛み、発熱などの症状が現れる。痔ろうになると痛みはあまり見られず、膿の排出やしこりなどの症状が現れるようになる。

痔ろうの初期

肛門周囲膿瘍の症状

- 肛門周囲の腫れ、痛み、炎症
- 発熱や不快感
- 骨盤や背中の痛み

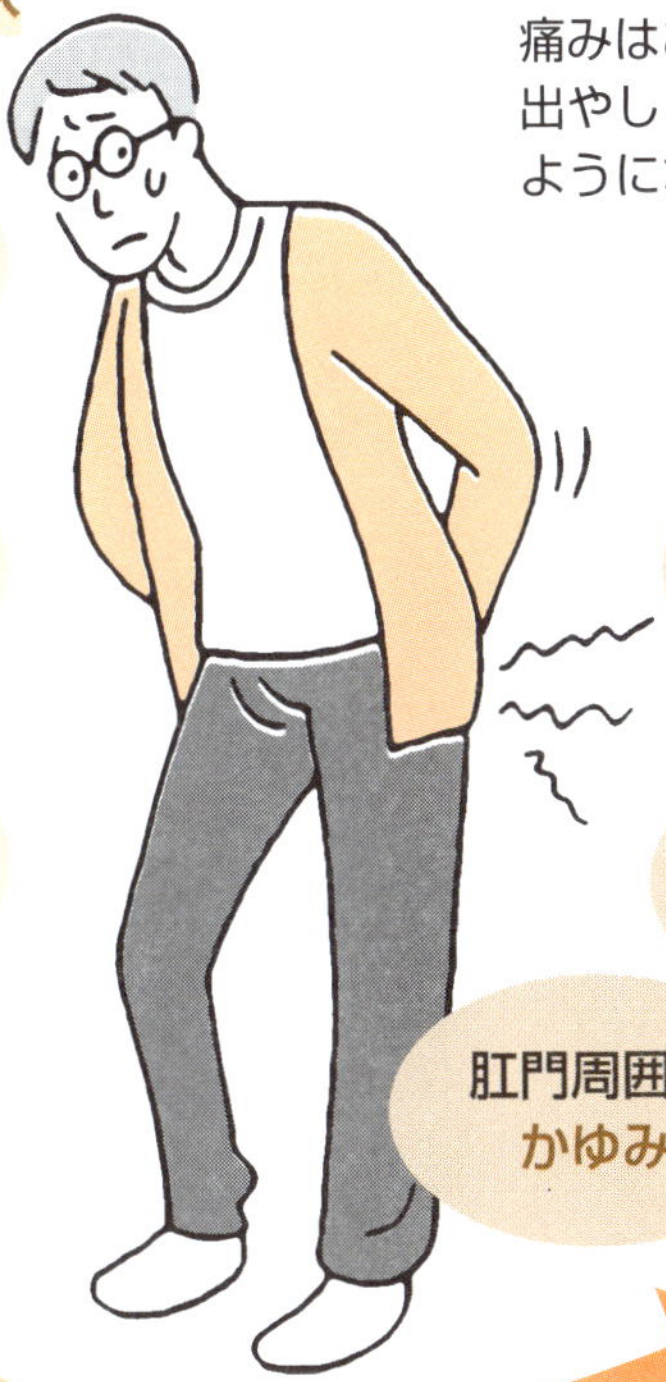

進行すると痔ろうに

痔ろうの症状

- 肛門周囲の穴から膿が出る
- 肛門周囲をおさえたとき痛い、しこりがある
- 肛門周囲のかゆみ
- 肛門周囲の腫れ

『こんな人に多い』

- 30～40歳代
- 男性
- 下痢を繰り返している

まずはここから始めよう

▶肛門の専門医を探そう → p56～57
▶病院に行く前に確認しよう → p58～59

お悩み

6

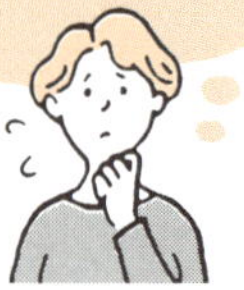

お尻がムズムズかゆくて……これも痔の症状ですか？

Dr. 寺田

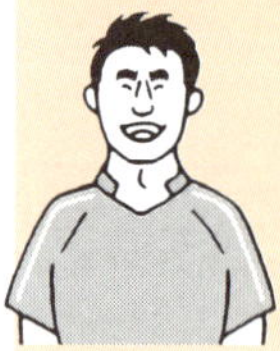

かゆみも痔の症状の一つ。ほとんどの場合皮膚のバリアが壊れてかゆみが生じています。

そもそも「痔《じ》」とは肛門や肛門周辺の病気の総称なので、お尻のかゆみも痔の症状の一種といえます。**かゆみの原因としては「洗いすぎ」「不衛生」「粘液によるかぶれ」の3つが考えられます。**

温水洗浄便座で肛門を洗いすぎたり、トイレットペーパーでお尻を拭きすぎたりすると皮膚のバリア機能が低下し、かゆみが起こります。

逆に不衛生でもかゆくなることがあります。排便後に拭き残しがあると、肛門のしわに便が入り込んでかゆみを引き起こします。

また、いぼ痔や切れ痔、痔ろうによって血や膿《うみ》が出ているためにかぶれたり、いぼが下着でこすれてかゆくなったり、もれ出た粘液で肛門がかぶれてかゆくなったりすることもあります（肛門周囲炎：p31）。

その他にも下着の摩擦《まさつ》によるかぶれや、肛門周辺の皮膚にできた湿疹《しっしん》、カビ（真菌《しんきん》）による「肛門真菌症」などが原因となることもあります。

皮膚のバリアを修復するケアを

かゆみの原因で一番多いのは意外なことに「洗いすぎ」。
肛門の清潔を保つのは大切だが、やりすぎると逆効果に（→p100）。

ケア1

洗いすぎない

温水洗浄便座の使用目安は1回10秒ほど。水圧は「弱」が良い。排便のたびに使わず、必要なときだけ使用する。

ケア2

排便後、強くこすらない

トイレットペーパーで強くこすらず、やさしく押さえるように拭く。水で湿らせてから拭くと汚れがとれやすい。

ケア3

アルカリ性のせっけんで洗わない

アルカリ性のせっけんは洗浄力が高いぶん、皮膚が乾燥してしまうことも。せっけんを使いたいなら弱酸性のものを選ぶ。

かゆみがおさまらないときは ＞ **市販の塗り薬を使用する**

まずは非ステロイド性の軟膏やワセリンなどから使用する。効果がない場合は、ステロイド含有の軟膏を塗る。効き目が強い反面、皮膚の免疫力も下げてしまうので、少しずつ量を減らしていく。

痔そのものにかゆみの原因があることも

痔の症状が原因で、二次的にかゆみが生じている場合もある。かぶれの軽減には、通気性の高い下着がおすすめ。

いぼ痔の場合

- 痔核《じかく》（いぼ）が下着にこすれる
- 肛門から出た粘液でかぶれる

切れ痔の場合

- 治りかけの傷口にかゆみが生じることもある

痔ろうの場合

- 膿でかぶれる

お悩み
7

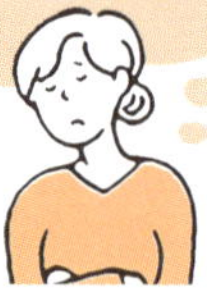

妊娠中や出産後は痔になりやすいのですか？

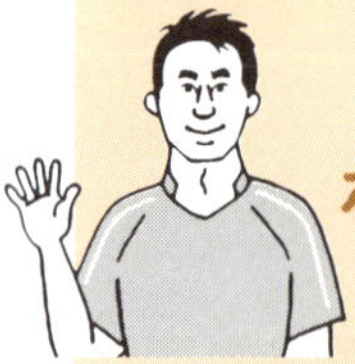

Dr. 寺田

妊娠中・出産後は
便秘、肛門の圧迫、
ホルモンバランスの変化で
痔のリスクが高まります。

妊娠・出産により痔《じ》になったり、痔が悪化したりするリスクが高いのは事実です。そもそも女性は便秘になりやすく、妊娠以前から痔になっていることもあります。また、妊娠によるホルモンバランスの変化や胎児の重みにより、痔になりやすい傾向にあります。

妊娠中は胎児が育つにつれ、子宮の重みで腸が圧迫され、腸の動きが滞ることで便秘になりやすく、肛門への負荷がさらに強くなります。以前から痔があった人は、いぼ痔が脱出するようになったり、切れ痔が悪化したりすることもよくあります。

また、出産後には授乳によって体が水分不足になったり、育児で食事や生活リズムが乱れたりして便秘も痔も悪化するというパターンもあります。

妊娠中や出産後に痔の症状で困ったとき、肛門科を受診する時間がない人はかかりつけの産婦人科で相談してみると良いでしょう。

時期ごとの痔の悪化リスクと対策

妊娠中

運動量の低下

肛門のうっ血を招き、主にいぼ痔の原因に。無理のない範囲で体を動かす。

→ p84～91

妊娠中の体の変化による便秘

黄体《おうたい》ホルモンの影響で腸の蠕動《ぜんどう》運動《うんどう》が低下したり、大きくなった子宮で腸が圧迫されたりすることで便秘になりやすい。食生活などを工夫する。

→ p106～111

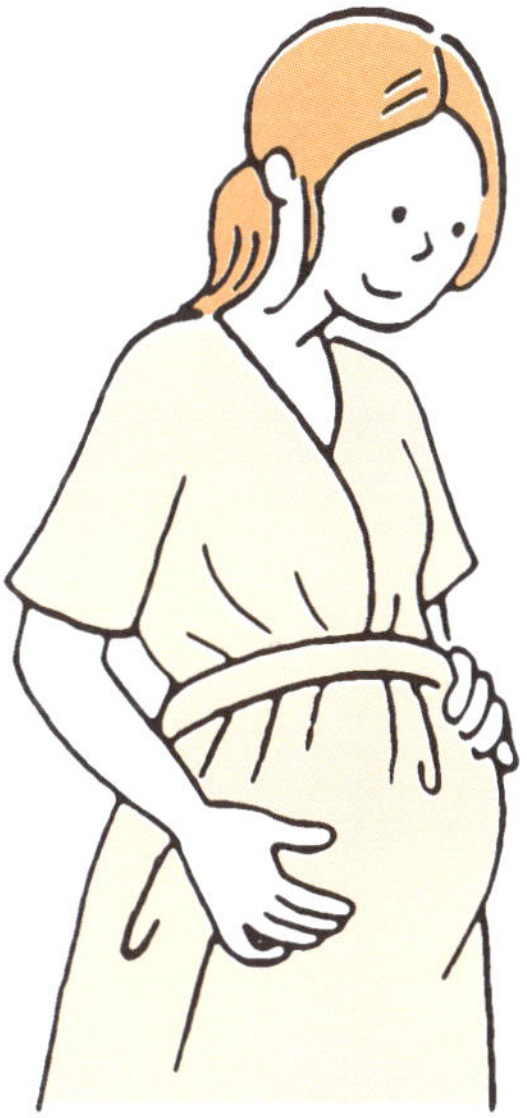

出産後

授乳での水分不足

母乳の場合、体内の水分量が減り、便秘になりやすくなる。水分を多く摂るよう心がける。

→ p104～105

自律神経の乱れ

出産後の生活のストレスにより自律神経が乱れて腸の蠕動運動が低下し、便秘になることも。ストレスの発散と、食生活などの工夫をする。

→ p112～113

〚 痔を発症したタイミング 〛

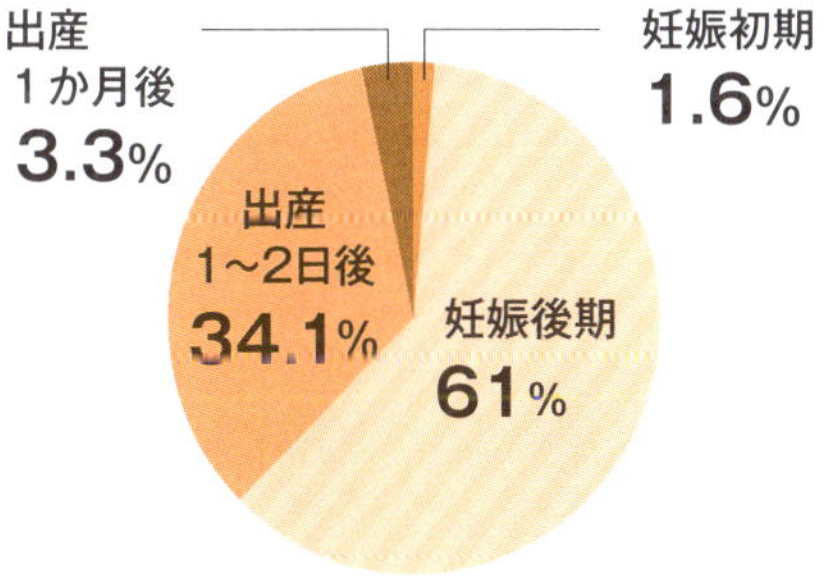

出産1か月後 3.3%
妊娠初期 1.6%
出産1～2日後 34.1%
妊娠後期 61%

子宮が大きくなり、肛門や腸への負荷がかかる妊娠後期は、最も発症率が高い。次いで高いのは、出産によるいきみで肛門に大きな負荷がかかる出産直後。

〚 発症した痔の種類 〛

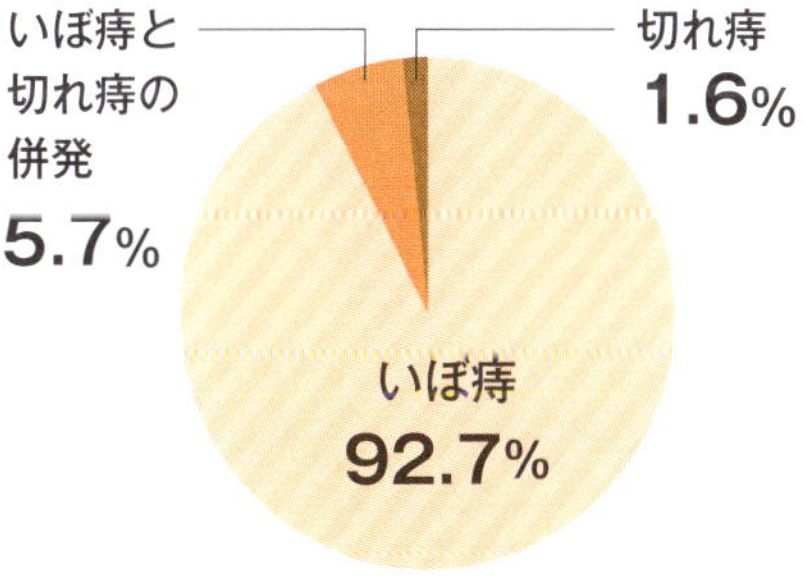

いぼ痔と切れ痔の併発 5.7%
切れ痔 1.6%
いぼ痔 92.7%

妊娠中や産褥期《さんじょくき》（出産後、体が妊娠前の状態に戻るまでの期間）の女性に発症する痔のうち、95%以上はいぼ痔という調査結果もある。

（Poskus T, et al. BJOG 2014;121:1666-71 を参考に作成）

お悩み **8**

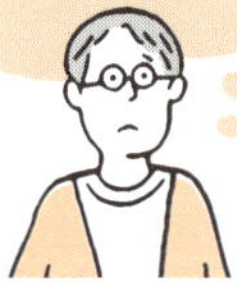

いぼ痔と切れ痔の症状のどちらもあてはまります。重症ですか？

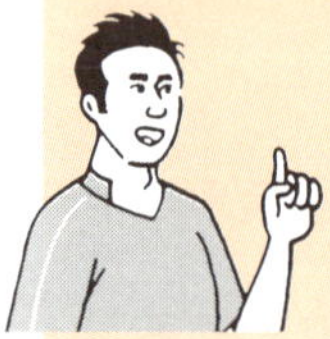

Dr. 寺田

違うタイプの痔の併発はよくあることです。特にいぼ痔と切れ痔の併発が多いです。

痔《じ》の重症度は診察しないとわかりませんが、**いぼ痔と切れ痔の両方が起こるケースは特に珍しくありません。**痔の原因には共通する要素があり、いぼ痔も切れ痔も、便秘の人は起こりやすいからです。いぼ痔または切れ痔がある人は、肛門周囲《こうもんしゅうい》膿瘍《のうよう》や痔ろうを併発することもよくあります。いぼがある影響で便の切れが悪く、歯状線《しじょうせん》（→p43）にある小さな穴（肛門陰《こうもんいん》窩《か》：p52）から便が入り込んで感染を引き起こしたり、切れ痔の傷口から感染が起こったりしやすいためです。下痢をしたときも危険性が高まります。

また、痔トラブルは連動しやすい性質があります。例えば、いぼ痔のいぼが肛門から脱出すると粘液がもれ出るようになり、そのせいでかぶれて肛門のかゆみに悩まされるということもあります。

いずれかの痔の人は、別のタイプの痔にも注意が必要です。食事や生活習慣を見直し、併発リスクを下げるように努めましょう。

痔の併発タイプごとのケア方針

〚いぼ痔＋切れ痔の併発タイプ〛

いぼ痔の場合
- 排便時のいきみ
- 長時間の座位
- 妊娠・出産

便秘

切れ痔の場合
- 下痢
- 内肛門括約筋《ないこうもんかつやくきん》の緊張

共通の原因である便秘を改善する

いぼ痔と切れ痔の両方の原因である便秘を改善する。水分の摂り方（→ p104～）、腸内環境を整える食事（→ p106～）、便秘薬（下剤）・整腸剤の使用（→ p128～）などのセルフケアから始める。

〚他の痔の併発タイプ〛

痔ろう ＋ いぼ痔 or 切れ痔 タイプ

痔ろうの治療で肛門科などにかかることになるので、**その際にいぼ痔や切れ痔についても医師に相談**する。場合によっては、痔ろうの手術の際に一緒に手術を行うこともある。

いぼ痔 or 切れ痔 or 痔ろう ＋ 肛門周囲炎 タイプ

3タイプの痔と**肛門のかゆみ**を併発することも多い。**粘液や膿《うみ》によるかぶれ、こすりすぎが原因で皮膚のバリアが壊れること**がある。詳しいケアの方法はp27、100を参照。

お悩み 9

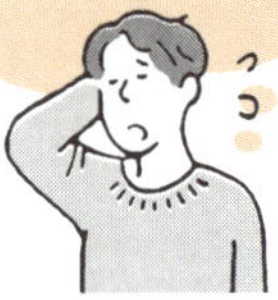

どんな症状なら病院に行かずに自分で治せますか？

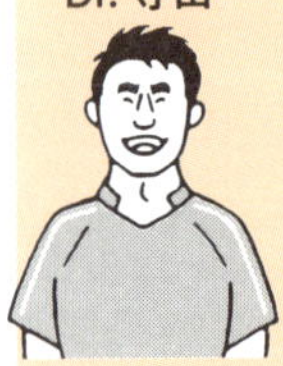

Dr. 寺田

痔の治療は生活習慣の改善が基本。多くはセルフケアで症状の改善が見込めます。

一般的に痔《じ》の診療は肛門科の医師が担当します。肛門科というと、恥ずかしさから受診をためらう人が多いようです。また「受診＝即手術」と思い込み、怖がる人もいるかもしれません。しかし、実際には即手術するような事態にはなりません。もちろん、痔ろうのように手術でなければ治せない痔や、痔の進行度や症状の重さにより手術が必要になるケースもありますが、**ほとんどの場合は薬物療法で様子を見たり、食事や生活習慣を見直したりして症状をコントロールすることができます。**

また、受診すれば、今の症状が本当に痔によるものかを確かめることもできます。痔だと思ったら、命にかかわる別の重大な病気だったということもあるため、素人判断は危険です（→p34）。**セルフケアで治したい人も、1週間ほど様子を見て症状が改善されないときは、肛門科を受診してみましょう。**学会のホームページで肛門の専門医を探すことができます（→p56）。

痔の症状の程度により治療方針を決める

症状が軽度〜中程度の場合

- ☑ 一時的に症状が出るときがある
- ☑ 主に排便時にトラブルがある

治療法

- **生活習慣の改善**

→便秘、下痢、運動不足、冷えなど、痔の原因となる生活習慣を改善する。 → p94〜121

- **薬物療法**

→市販薬で、肛門の痛み・かゆみ、便秘、下痢などの症状をおさえる。 → p122〜129

- **一度病院を受診し、治療方針を決めるのも良い**

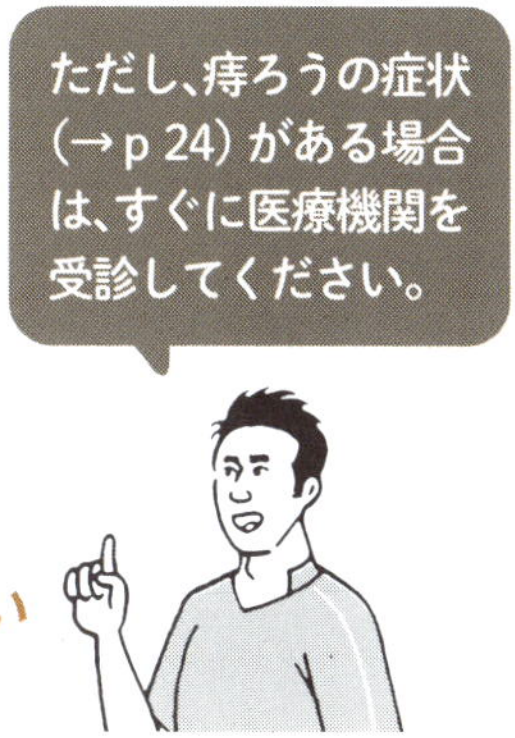
ただし、痔ろうの症状（→ p 24）がある場合は、すぐに医療機関を受診してください。

症状が進行している場合

- ☑ 日常生活にも支障が出ている
- ☑ 生活習慣の改善をしても効果がない
- ☑ 症状にがまんができなくなった

治療法

- **手術の選択肢もある**

→ **いぼ痔**：脱出の度合いがⅢ度・Ⅳ度になると、手術をすることが多い。 → p46 〜

→ **切れ痔**：傷口の潰瘍《かいよう》化や肛門狭窄《こうもんきょうさく》を起こしている場合は、手術をすることもある。 → p50 〜

- **術後は継続して生活習慣の改善が重要**

お悩み
10

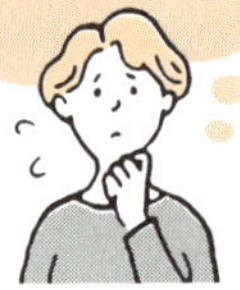

別の重大な病気がまぎれていることがあるって本当ですか？

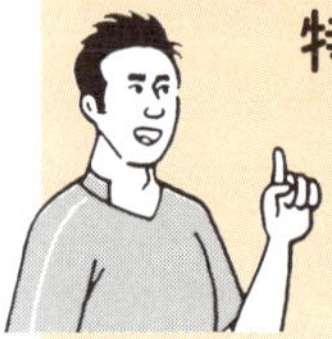

Dr. 寺田

特に要注意なのは大腸がん。その他にも、痔と似た症状の病気は多くあります。

痔《じ》とよく似た症状で最も怖いのが「大腸がん」です。まぎらわしい症状が「血便《けつべん》」です。痔では排便時に出血したり、便に血がついていたりしますが、大腸がんでも下血したり、便に血がついたりすることがあります。大腸がんでは、大腸のどこにがんができているかで血の色が変わります（→出血チェックシートp．iv）。黒っぽい暗赤色から鮮やかな赤い色まで幅広く、素人では見た目で判断がつきません。

痔だと思い込み、大腸がんの発見が遅れ、命を落とすようなことがあってはなりません。だから受診が大切なのです。また、左ページのように、大腸がんの他にも痔と間違われやすい病気がいくつかあります。

ちなみに、いぼ痔や切れ痔が大腸がんになることはありません。ただし、逆に大腸がんが原因でいぼ痔や切れ痔を発症したり、痔が悪化したりすることはあります。専門医の診察を受けておくのがベストです。

痔と症状が似ている注意すべき重大な病気

大腸がん

いぼ痔 切れ痔

結腸がんは症状が現れにくく、血便の色は黒っぽい。直腸がんはがんが大きくなると症状が出るが、血便の色は鮮血で痔とまぎらわしい。

直腸脱《ちょくちょうだつ》

いぼ痔

直腸を支える筋肉や肛門を締める骨盤底筋群《こつばんていきんぐん》がゆるみ、腸が裏返り、肛門から飛び出す。高齢の女性に多い。肛門のかぶれ、かゆみをともなう。

直腸瘤《ちょくちょうりゅう》

いぼ痔 切れ痔

女性に多い。便秘などで強い圧迫がかかり続け、直腸の壁が薄くなり子宮側にポケットができる。重度の便秘で、残便感や肛門の痛みがある。

毛巣洞《もうそうどう》

痔ろう

体毛が多い男性に多い皮膚疾患。お尻の毛穴に細菌感染が起こる。体毛が皮膚の下に入り込んで感染が起こると空洞化し、そこに膿《うみ》がたまり痛む。

膿皮症《のうひしょう》

痔ろう

肛門周囲の皮膚に細菌感染が起こり、膿のトンネルができる。膿がたまり破裂→硬くなる→再び膿がたまる、という悪循環に陥ることが多い。

まれに、クローン病が原因の痔ろうも

クローン病は全消化管に腫れや炎症を起こす指定難病。痔ろうになりやすい。通常の痔ろうと比較すると、膿のトンネルが太く、通り道も複雑化する特徴がある。

お悩み
11

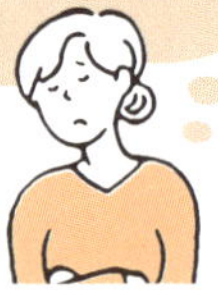

完治したはずが最近再発の予兆。どうにか食い止めたいです

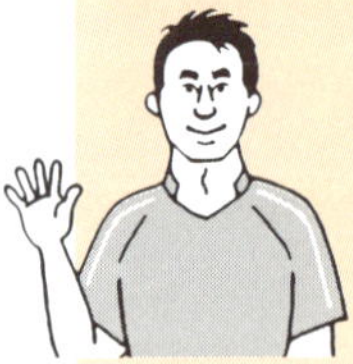

Dr. 寺田

手術をしても
原因となる生活習慣を
続けることで
また痔になります。

外科的に手術を受けて痔《じ》を完治したとしても、原因となる生活習慣が改善されなければ、再び痔になってしまうこともあります。

いぼ痔をりんごに例えてお話ししましょう。手術で切除したいぼ痔は、いわば熟して大きく育ったりんごのようなものです。収穫しても、同じ環境のままなら、また時間をかけて熟した実をつけるでしょう。りんごを成長させないためには、りんごの木に日光をあてず、水をやらず、土壌に栄養を与えないようにしなければなりません。

痔も、これと同じです。生活習慣が乱れて食事も不規則、便秘や下痢で排便習慣が改善されない。これではいぼ痔がすくすくと育つ環境で、やがて再発してしまいます。いぼ痔を繰り返さないためには、いぼ痔が育つ原因を断ち切るしかありません。切れ痔も同じです。**食事や生活習慣を改善し、肛門に余計な負荷をかけない生活に変えていくことが大切です。**

悪い生活習慣を断ち切らないと再発する

手術をしたのにいぼ痔・切れ痔を繰り返すということは、痔になる原因が改善されていないということ。原因となる生活習慣の見直しが必要。

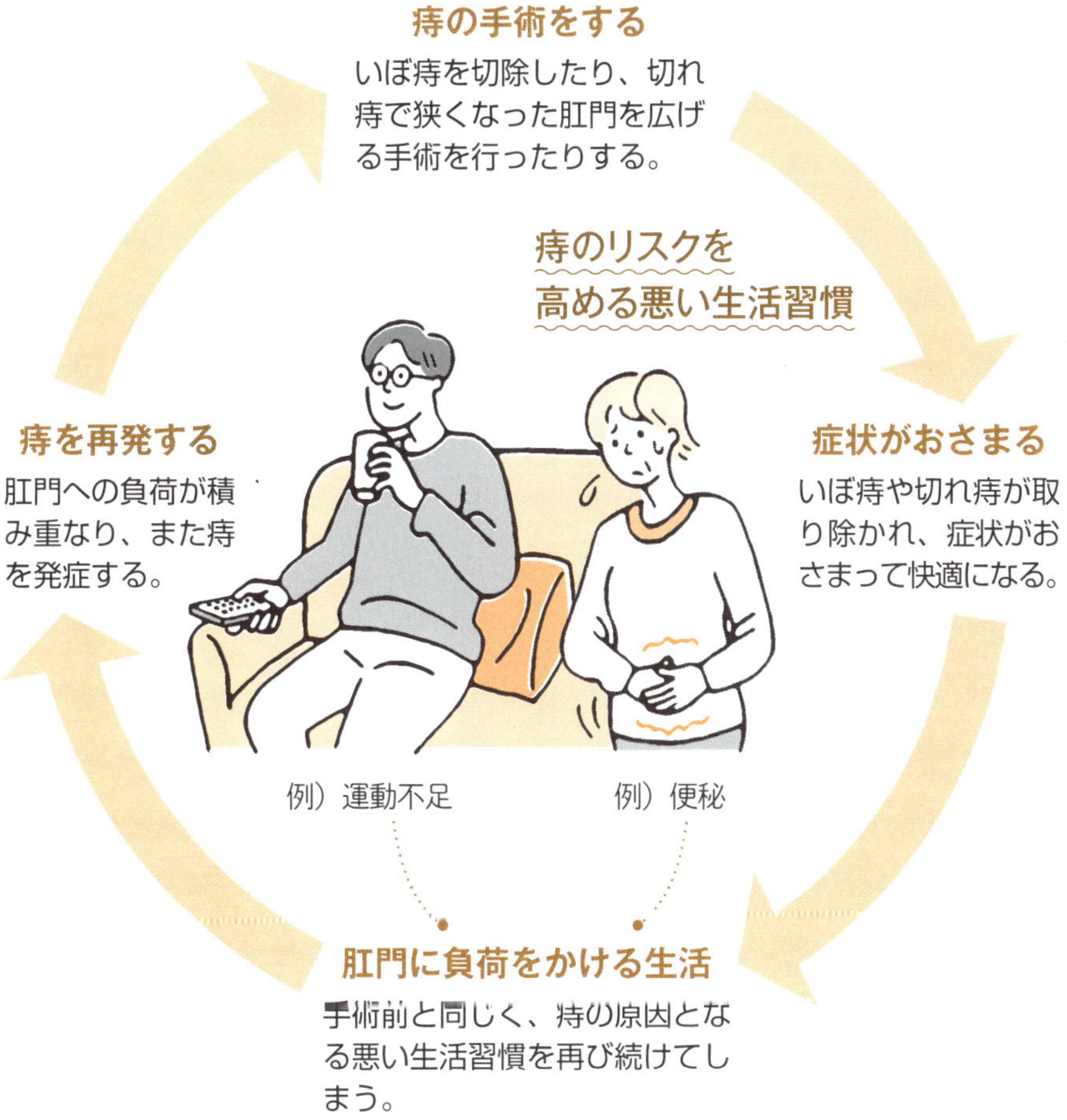
痔の手術をする
いぼ痔を切除したり、切れ痔で狭くなった肛門を広げる手術を行ったりする。
痔のリスクを高める悪い生活習慣
症状がおさまる
いぼ痔や切れ痔が取り除かれ、症状がおさまって快適になる。
痔を再発する
肛門への負荷が積み重なり、また痔を発症する。
例）運動不足
例）便秘
肛門に負荷をかける生活
手術前と同じく、痔の原因となる悪い生活習慣を再び続けてしまう。

まずはここから始めよう

▶手術後も同じ。痔の原因となる生活習慣をチェック → p94～95

column 1

痔に悩まされるのは動物のなかでも人間だけ？

実は、痔《じ》になるのは人間だけです。その理由は二足歩行にあります。

心臓から全身に送り出された血液は、動脈を通じて手足のすみずみまで行き渡ります。もちろん肛門にも到達します。そして、細胞に栄養や酸素を届けた後は、静脈を通じて心臓に戻って行きます。

ここで問題になるのが二足歩行です。四足歩行の動物は肛門と心臓がほぼ同じ高さにあります。ところが、人間は二足歩行へと進化したために、肛門が心臓よりもかなり低い位置にあります。

血液が肛門から心臓に戻る際に、重力の影響を受けて、血流が悪くなりやすいのです。

しかも加齢にともない、立っているときに血液の逆流を防ぐ「静脈弁」とふくらはぎの筋力によるポンプが衰えていきます。すると、ますます血液が心臓に戻りにくくなり、うっ血します。

肛門周囲の静脈でうっ血が起これば、痔になりやすくなるのも当然というわけです。

第2章

症状・原因・治療法

正しい知識を学べば悩みは軽くなる

痔の基礎知識

1日の受診者数は1万人以上。多くの人が痔で悩んでいる

◎10人にひとりは痔の症状がある

実は、痔《じ》はとても身近で一般的な病気です。1990年にアメリカ消化器病学会発行の雑誌『Gastroenterology』（消化器病学）に発表された論文によると、**およそ10人に1人（約4～13%）に痔の症状がある**とされています。また、2020年に厚生労働省が行った患者調査では、**1日に約1万2100人が痔で医療機関を受診している**ことがわかっています。

しかし、男女ともに最も多い「いぼ痔」の場合、実際にはいぼができているのに、痛みや出血といった自覚できる症状が現れていない人もいます。自覚がないケースまで考えると、実際はもっと多いでしょう。

また、「お尻を見られるのは恥ずかしい」という気持ちから、症状が進行し、がまんできなくなるまで受診をためらう人が多いとも言われています。

ここがポイント！

- 痔で悩んでいる人は、本当は多い
- 自覚症状がない人や、病院を受診していない人を含めると、実際の患者数はさらに多い
- 男性も女性も、いぼ痔が半数を占める

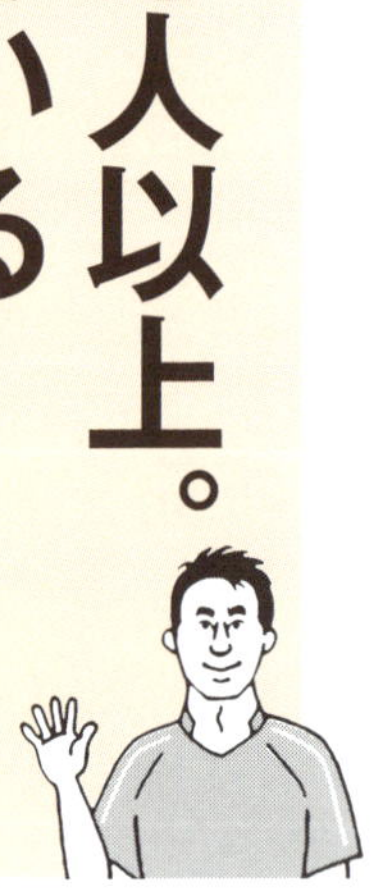

データで見る痔の患者数

[1日の痔の受診者数]

1日に全国の医療機関を受診した痔の患者さんの推計数。いぼ痔は1万人以上、切れ痔と痔ろうは合わせて1,400人が受診している。

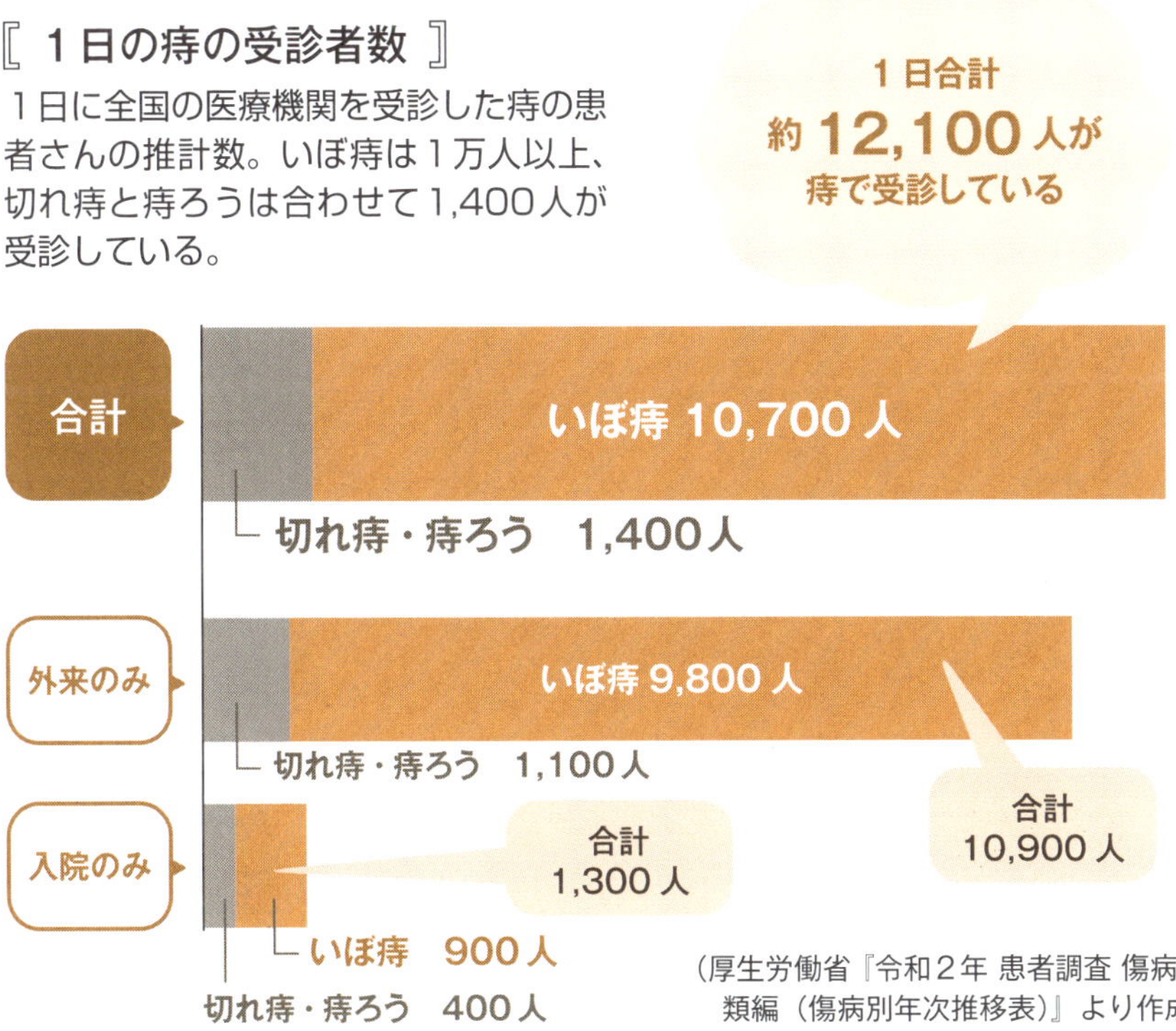
1日合計
約 12,100 人が
痔で受診している
合計
いぼ痔 10,700 人
切れ痔・痔ろう 1,400 人
外来のみ
いぼ痔 9,800 人
切れ痔・痔ろう 1,100 人
合計
10,900 人
入院のみ
合計
1,300 人
いぼ痔 900 人
切れ痔・痔ろう 400 人

（厚生労働省『令和２年 患者調査 傷病分類編（傷病別年次推移表）』より作成）

＊数値は四捨五入しているため、集計値の合計が必ずしも合わない場合があります。

[痔の種類ごとの割合]

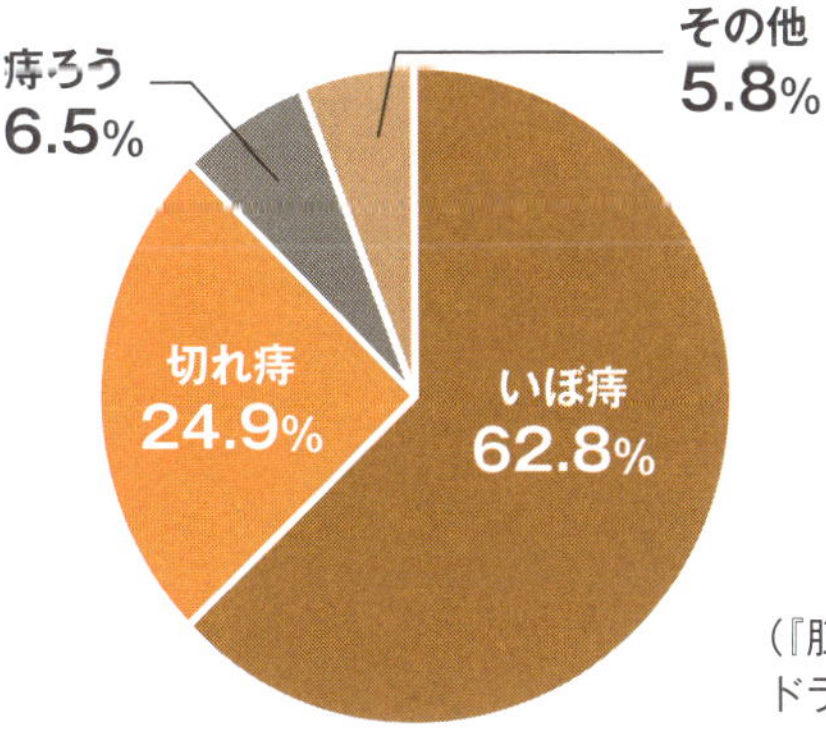
その他
5.8%
痔ろう
6.5%
切れ痔
24.9%
いぼ痔
62.8%

5,447人の患者さんを対象にした日本の研究によると、痔の種類ごとの発症率はいぼ痔が最も多く６割以上を占める。次いで切れ痔、痔ろうの順に多い。

（『肛門疾患（痔核・痔瘻・裂肛）・直腸脱診療ガイドライン 2020 年版（改訂第２版）』を参考に作成）

肛門の仕組みと働き

括約筋と肛門クッションが作用しあう複雑な器官

◎便がもれないように肛門を締める仕組みがある

口から体内に入った食べ物は、胃や腸で消化・吸収されて、その残りかすが便として直腸に送られます。便は直腸膨大部《ちょくちょうぼうだいぶ》という部分にたまるようになっていますが、このとき便がもれないように締めているのが、肛門にある2つの括約筋《かつやくきん》と肛門クッションです。**括約筋の1つ、「内肛門括約筋《ないこうもんかつやくきん》」は不随意筋《ふずいいきん》で自分の意思と関係なく常に肛門を締める筋肉です。一方、「外《がい》肛門括約筋《こうもんかつやくきん》」は随意筋《ずいいきん》で自分の意思でコントロールできる筋肉です。**

ただ、この2つの括約筋だけでは下痢のときなどのゆるい便や水様便はもれ出てしまいます。**そこで隙間なく肛門を締めているのが「肛門クッション」です。**いわば自動ドアのゴムパッキンのような役割があり、ピシャリと肛門を締めて便がもれないようにしているのです。

ここがポイント！

- 2つの括約筋と肛門クッションで排便がコントロールされる
- 歯状線《しじょうせん》を境に、痛みを感じる部分と感じない部分に分かれている

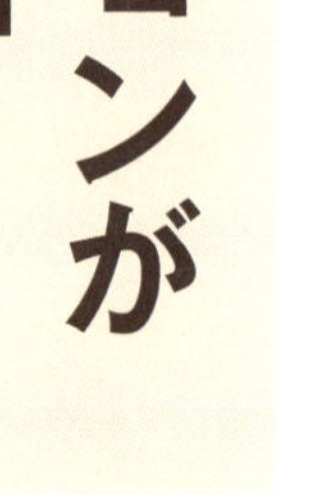

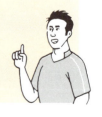

意外と複雑な肛門の仕組み

直腸と肛門という性質の異なる組織が同居し、
筋肉や神経などが集まった、複雑でデリケートな構造。

＼自分でコントロールできる／

外肛門括約筋

肛門の外側の筋肉。自分の意思でコントロールできる。便意をもよおしたときにこらえられるのは、この筋肉のおかげ。

＼無意識下で働く／

内肛門括約筋

肛門の内側の筋肉。自分の意思でコントロールできない。この筋肉のおかげで、普段お尻に力を入れなくても便がもれない。

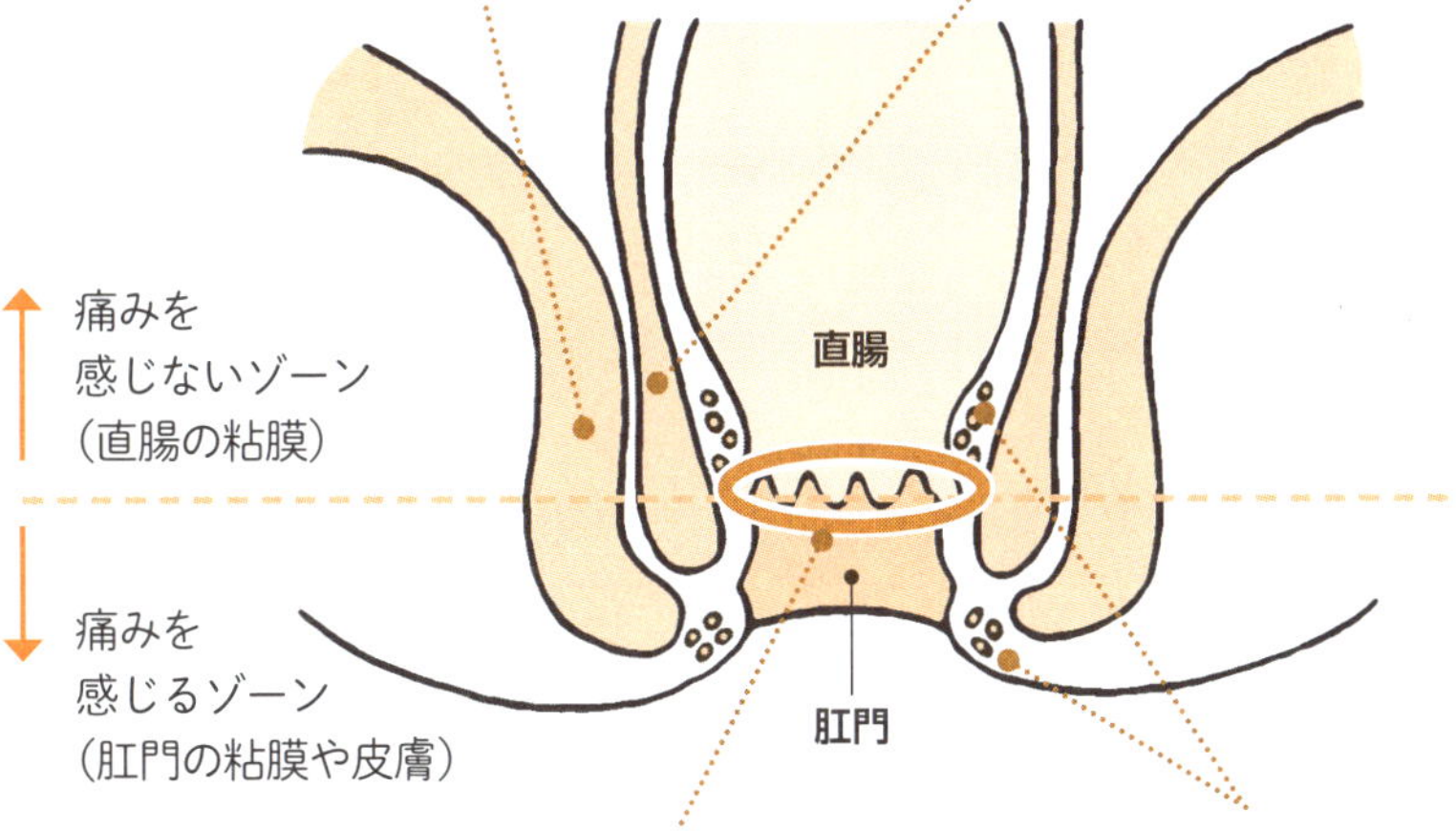
痛みを
感じないゾーン
（直腸の粘膜）
痛みを
感じるゾーン
（肛門の粘膜や皮膚）
直腸
肛門

＼ここより上は痛みを感じない／

歯状線

直腸と肛門のつなぎ目。歯状線の上の直腸部分は痛みの神経がなく痛みを感じない。一方、下の肛門部分は痛みに敏感。

＼ゴムパッキンのような役割／

肛門クッション

筋肉の内側にあるクッションのような粘膜のたるみ（静脈叢《じょうみゃくそう》）。肛門をピタリと閉じて便やガスがもれないようになっている。

いぼ痔の基礎知識

肛門クッションが肥大化し出血する「いぼ痔」

◎内痔核は肛門クッションの劣化によって起こる

「いぼ痔《じ》」のうち、歯状線《しじょうせん》（→p43）より上の直腸側の粘膜にできるものを「内痔核《ないじかく》」といいます。この内痔核の原因は肛門クッションの劣化です。便秘など長年の生活習慣によって肛門に負荷がかかると、肛門クッションの静脈の血流が滞り、うっ血します。充血して腫れると、いぼになります。

〝痔は痛いもの〟と思う人も多いのですが、直腸側の粘膜は痛みを感じません。気づかないうちにいぼが成長し、やがて症状が現れるようになります。排便時に出血するのは、大きくなったいぼが便でこすれて破れるためです。また、**いぼがさらに大きくなると、内外痔核《ないがいじかく》となり、肛門の外側に飛び出すようになります。**

こうした症状で、ようやくいぼ痔だと気づくことになるのです。

ここがポイント！

- いぼ痔は肛門クッションがうっ血し腫れたもの
- 歯状線より上にできると痛みを感じない
- 痛みがないまま成長し、出血で気がつく

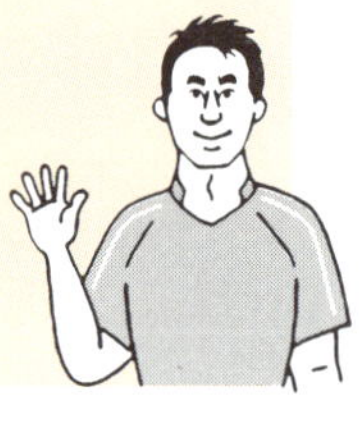

いぼ痔は“肛門クッション”の充血

〚いぼ痔ができる仕組み〛

1 肛門に負荷がかかる

便秘による排便時のいきみ、長時間の座位、冷えなどで肛門に負荷がかかる。

2 肛門クッションがうっ血する

肛門周囲の血流が滞り、「肛門クッション」がうっ血し膨れあがる。

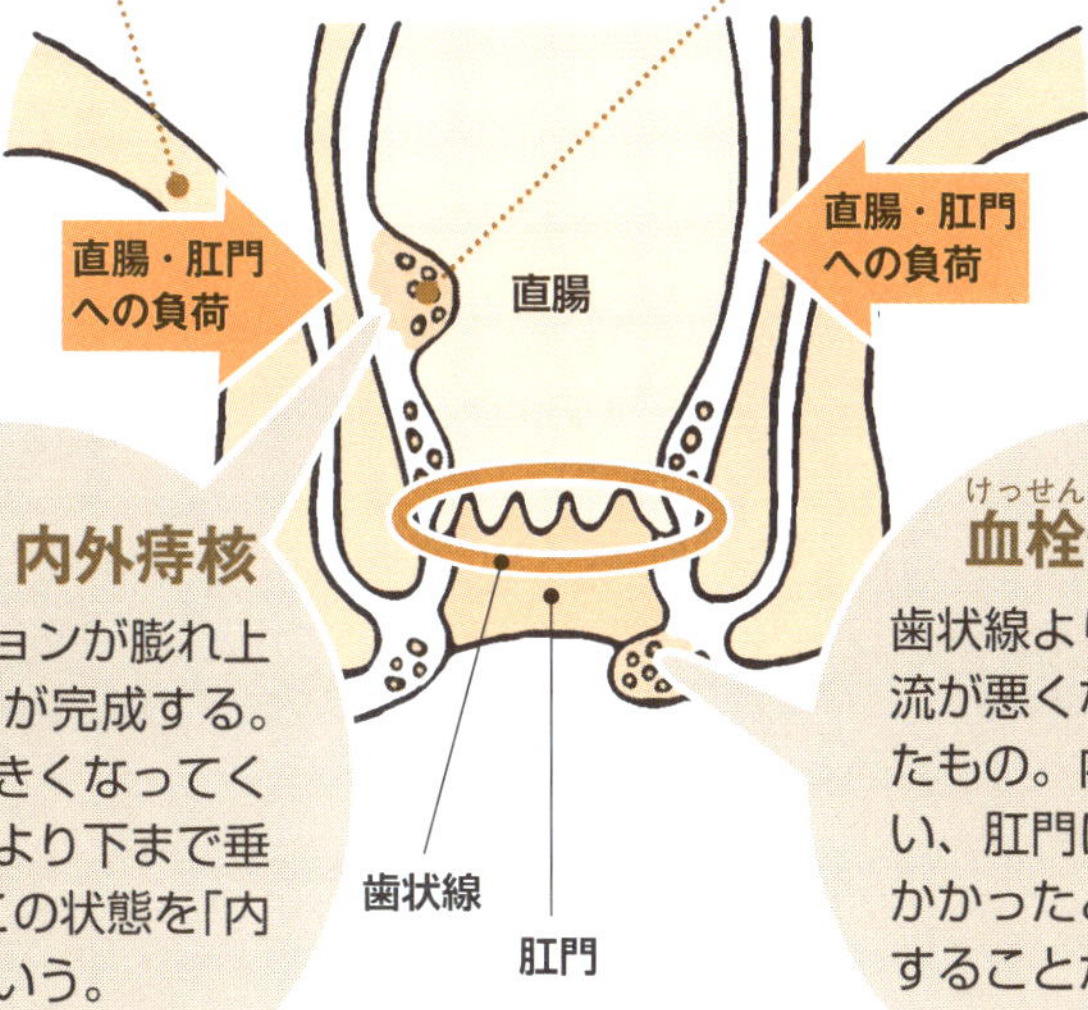

内痔核・内外痔核

肛門クッションが膨れ上がり内痔核が完成する。内痔核が大きくなってくると歯状線より下まで垂れ下がる。この状態を「内外痔核」という。

血栓《けっせん》性《せい》外《がい》痔《じ》核《かく》

歯状線より下の肛門の血流が悪くなり腫れ上がったもの。内外痔核とは違い、肛門に急激な負荷がかかったときに突然発症することが多い。

〚いぼ痔の主な原因〛

1 便秘・下痢

便秘による排便時のいきみ、下痢による頻回の排便や粘膜の炎症は、肛門クッションをうっ血させる。

2 長時間の座位

長時間座りっぱなしだと下半身の静脈血が心臓に戻りにくくなるため、肛門クッションのうっ血が促される。

3 冷え

冷えると肛門周辺の血流が悪くなり、肛門クッションがうっ血する。これによりいぼ痔が形成される。

いぼ痔の基礎知識

いぼが自然に肛門に戻る間はセルフケアで改善できる

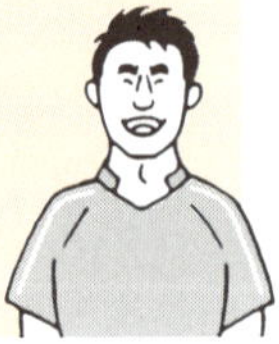

◎いぼ痔はいぼの脱出状態で分類される

いぼ痔《じ》（内痔核《ないじかく》）では、排便時に便でいぼがこすられて破れ、出血することがあります。便に血がついていたり、便器に血がポタポタと落ちたりする様子を見ると重症の痔ではないかと心配になるものです。しかし、**内痔核の進行度は出血や痛みの程度でなく、左図で示すゴリガー分類のように、いぼの脱出具合でⅠ～Ⅳ度に分けられています。**

脱出度がⅠ～Ⅱ度ならセルフケアで対応できますが、Ⅲ度以上になると手術を考える必要があります。Ⅲ度では排便のたびにいぼを指で押し戻さなくてはなりませんし、Ⅳ度になると常にいぼが飛び出ていてセルフケアでは限界があるためです。ただ、自分で症状に対処できるのであれば、手術をしないという選択もあります。

ここがポイント！

- 内痔核の進行度はいぼの脱出具合で分類される
- ゴリガー分類Ⅰ～Ⅱ度はセルフケアで改善が期待できる

ゴリガー分類で脱出の度合いを確認

ゴリガー分類では、内痔核の状態が４段階に分類される。Ⅰ度とⅡ度は生活習慣の改善や薬物療法で改善が見込めるが、Ⅲ度やⅣ度まで垂れ下がった痔核には効果がないこともある。症状が気になるなら手術などで切除することも検討する。

セルフケアで改善できる

Ⅰ度

うっ血によりいぼができている状態。排便時に便に血がついていたり、出血したりすることがある。いぼの脱出はない。

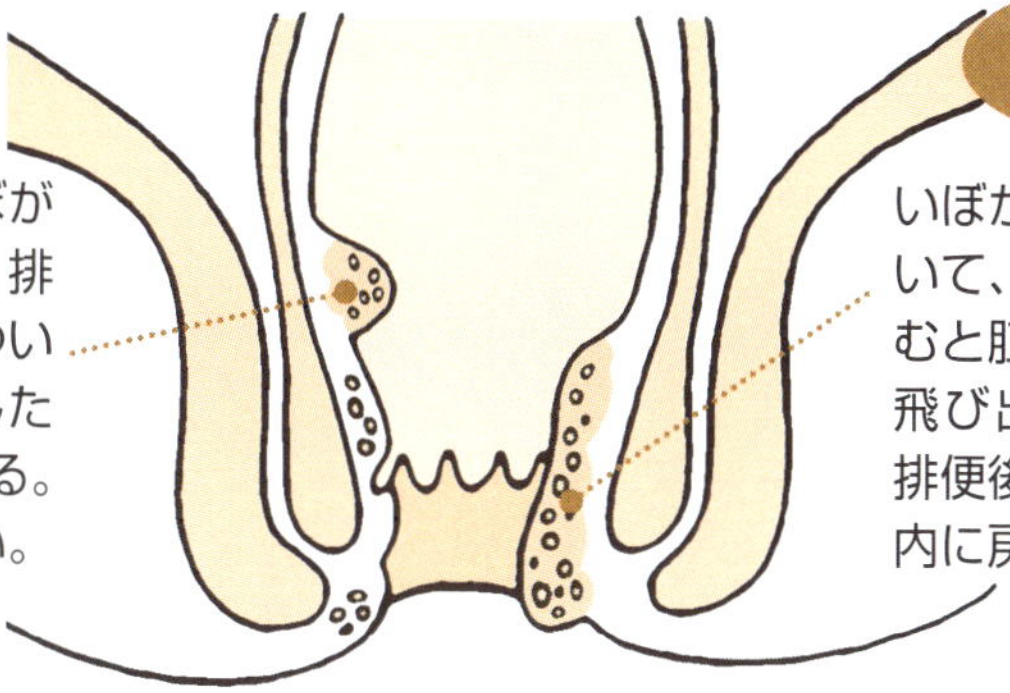

Ⅱ度

いぼが大きくなっていて、排便時にいきむと肛門からいぼが飛び出す。ただし、排便後は自然に肛門内に戻る。

手術が必要なことも

Ⅲ度

いぼが大きくなり、排便時のいきみで肛門からいぼが飛び出て、指で押さないと戻らない。内外痔核《ないがいじかく》になり外痔核《がいじかく》が腫れると激痛が起こる。

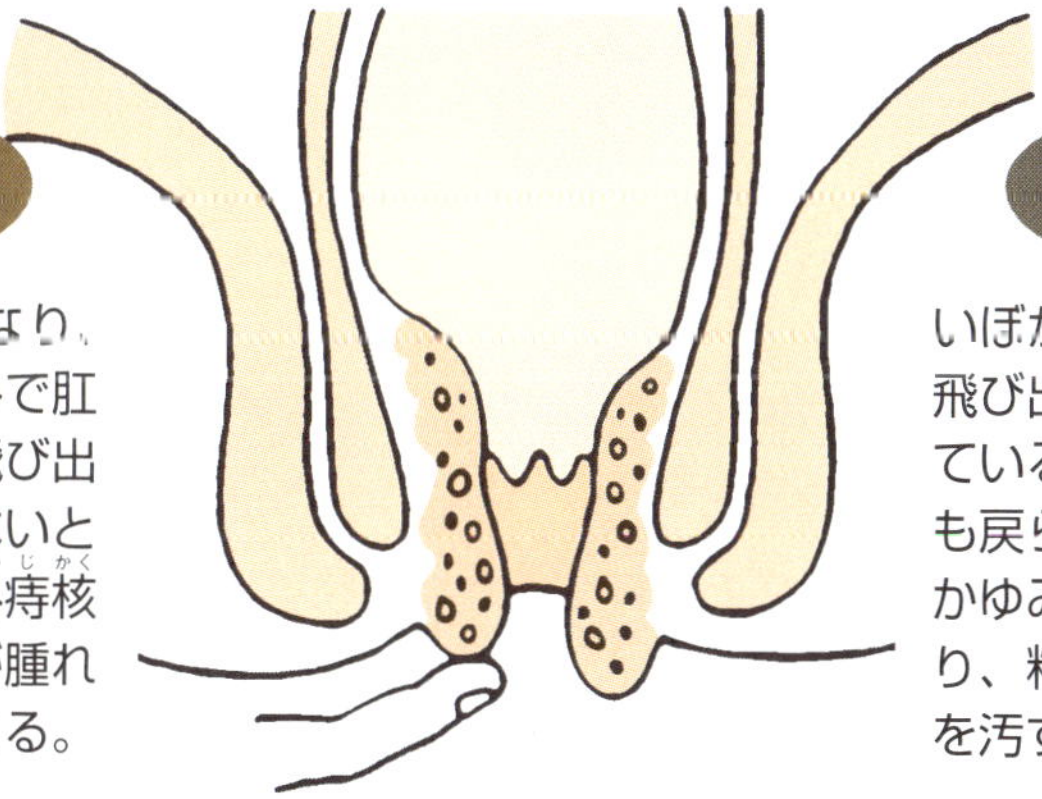

Ⅳ度

いぼが常に肛門から飛び出た状態になっている。指で押しても戻らない。肛門にかゆみや違和感があり、粘液が出て下着を汚すようになる。

（『肛門疾患（痔核・痔瘻・裂肛）・直腸脱診療ガイドライン 2020 年版（改訂第２版）』を参考に作成）

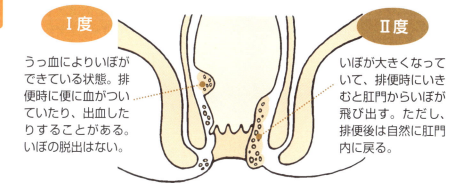

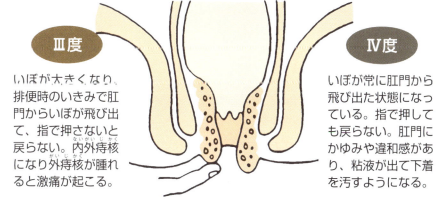

切れ痔の基礎知識

肛門出口付近の皮膚が切れる「切れ痔」

◎肛門の皮膚に傷ができるため、痛みと出血がある

いぼ痔《じ》には痛みがないのに対し、「切れ痔（裂肛《れっこう》）」には強い痛みと出血が見られます。その理由は、切れ痔ができる部位が関係しています。いぼ痔は歯状線《しじょうせん》より上の直腸粘膜にできるので痛みませんが、**切れ痔は歯状線より下の肛門の粘膜や皮膚にできるため、強い痛みが起こるのです。**

また、便秘による硬い便や太い便が無理に肛門を通過するときに、肛門の出口付近の粘膜や皮膚が裂けてしまうため出血してしまいます。

切れ痔が厄介なのは、皮膚が切れて痛みが起こるせいで排便が怖くなってしまうこと。便意をがまんするとさらに便秘が悪化し、ますます便が硬くなって肛門に強い負荷をかけてしまいます。つまり、**切れ痔の治療ではこの悪循環を断ち切るために、便秘を改善することがカギとなります。**

ここがポイント！

- 切れ痔はするどい痛みが特徴
- 痛みへの恐怖で排便をがまんし、便秘が悪化する
- 便秘の改善が切れ痔の治療のカギ

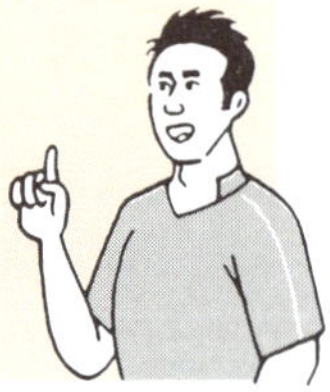

肛門への負荷でお尻が切れる

〚 切れ痔ができる原因 〛

原因1　硬い便・下痢などによる肛門への負荷

便秘による硬い便が肛門を通ることで、肛門が傷つく。また、下痢も切れ痔の原因に。水様性の便が勢いよく何度も通ることで、肛門に炎症と外傷を招く。

原因2　腹圧

硬い便を、腹圧をかけて押し出そうとすることで、肛門にさらに負荷がかかる。

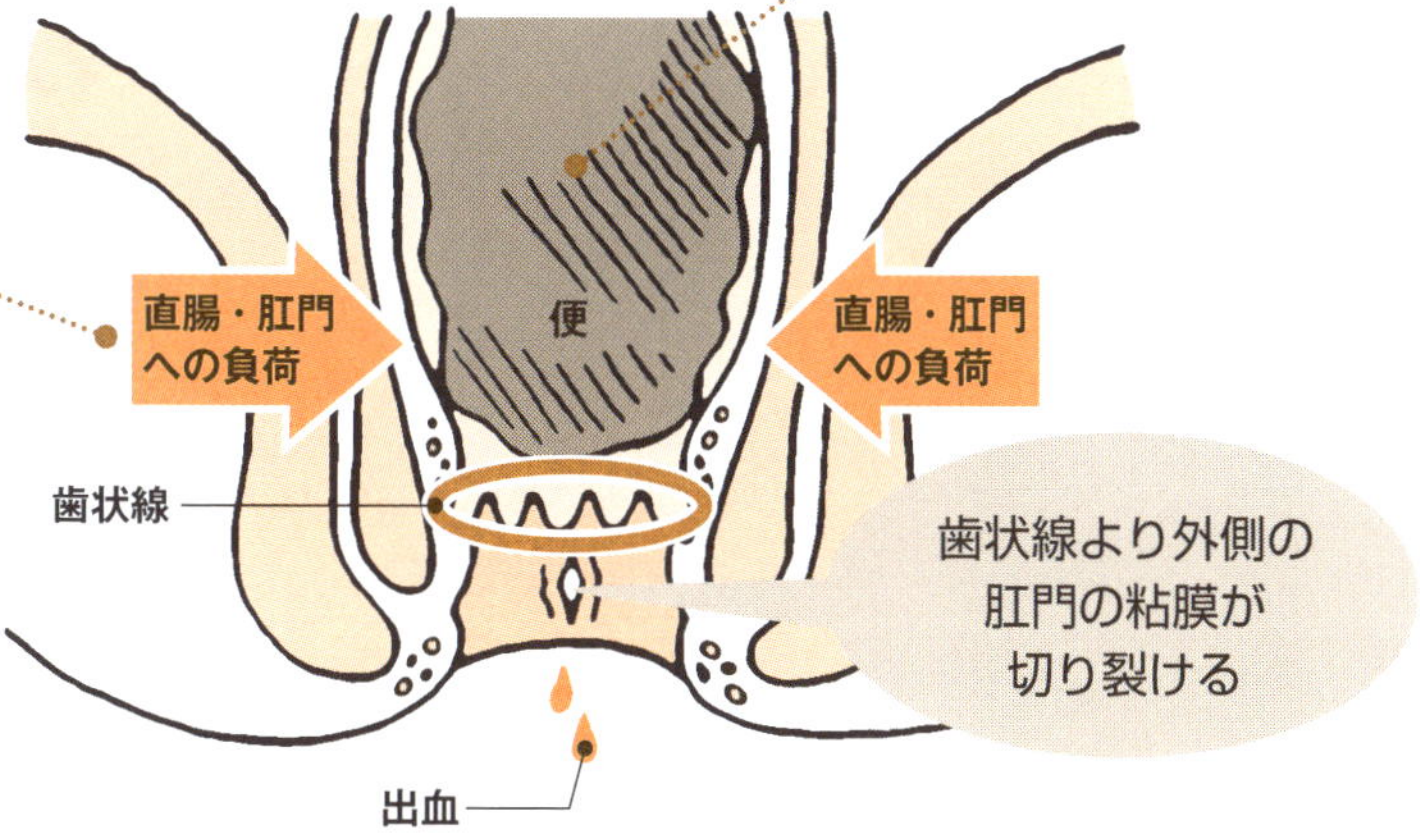

＼＼ 切れ痔は肛門の後方にできやすい ／／

便秘の場合、排便時に前かがみになりやすい。これは直腸がまっすぐになり便を出しやすいため。しかし、この姿勢は肛門後方に強い圧力がかかり、後方の粘膜や皮膚が裂けやすくなる。

肛門を下から見た図

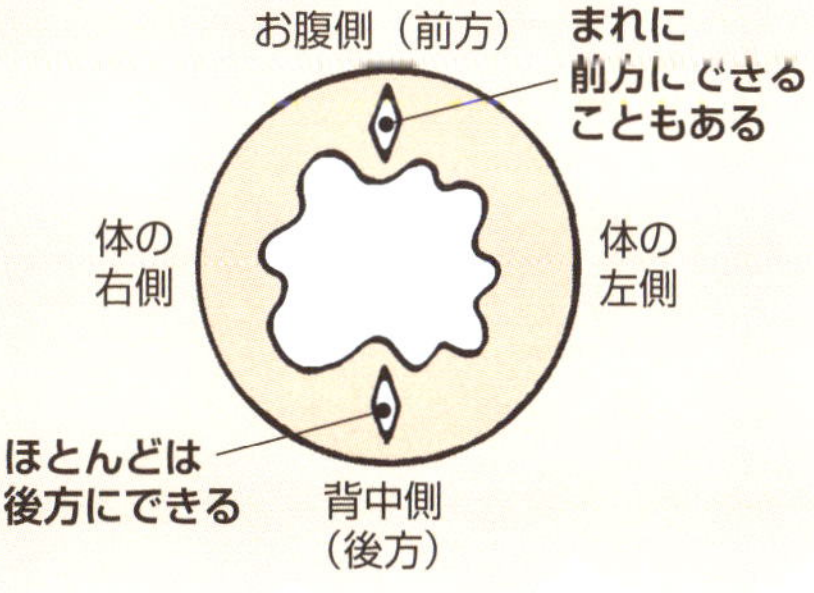

手術になることはまれだが肛門狭窄があれば手術を検討

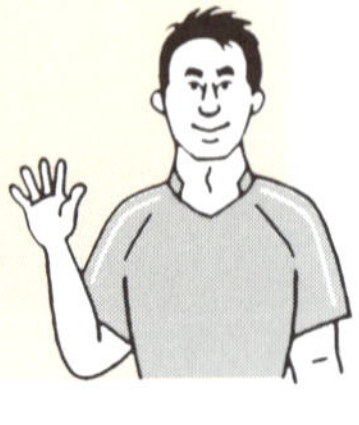

◎繰り返し切れて慢性化すると、肛門が狭くなってしまう

切れ痔《じ》は便秘を改善しないかぎり、繰り返しやすい特徴があります。急性期には切れてもすぐに治ります。しかし、何度も繰り返すうちに傷口が硬くなって切れやすくなり、傷口はどんどん深くなっていきます。

やがて、慢性化すると傷口が潰瘍《かいよう》化します。その周りは堤防のように盛り上がり、便の残りかすや汚れがたまりやすく不衛生なため、炎症を起こします。そのせいで傷の治りがますます悪くなってしまうのです。

傷あとが残り、硬くなると（瘢痕《はんこん》化）、肛門の筋肉が十分に伸び縮みできなくなり、「肛門狭窄《こうもんきょうさく》」という肛門が狭まった状態になります。**その結果、細い便しか出なくなったり、排便のたびに肛門が切れたりするという悪循環に陥ります。**こうなると手術を検討することになります。

ここがポイント！

- 急性期では切れ痔ができてもすぐに治る
- 慢性期になると、潰瘍、肛門狭窄などができ症状が重くなる
- 慢性期では手術を検討することもある

急性期・慢性期に分類される

〖分類ごとの症状の違い〗

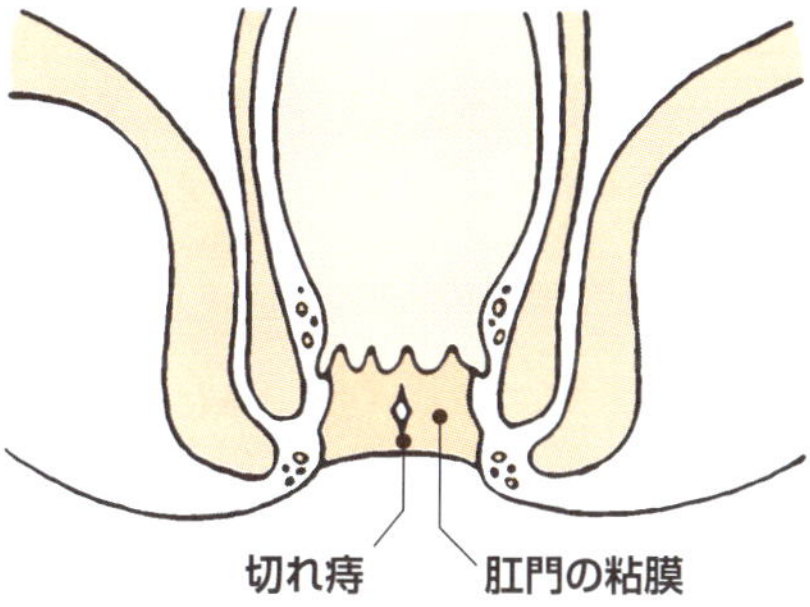

＼比較的治りやすい／

急性期

肛門の粘膜が切れた状態。はじめのうちは、数分で痛みがおさまることが多い。

＼傷口が潰瘍化し治りづらい／

慢性期

切れ痔を繰り返すうちに、傷口が硬くなって切れやすくなり、どんどん深くなる。そして傷口が潰瘍化して排泄物がたまり、さらに炎症を起こしやすくなるという悪循環に陥る。

症状1 肛門狭窄

裂けた粘膜が治癒するときに、周りの皮膚を引っ張る。これが何度も起こると肛門が狭くなってくる。

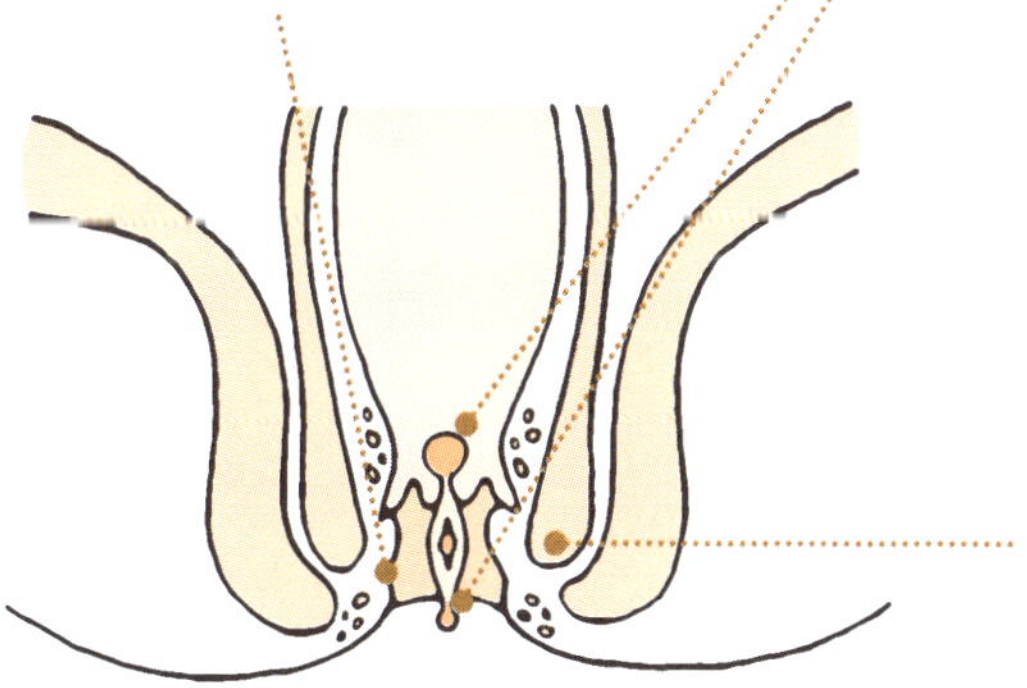

症状2 肛門ポリープ・見張りいぼ

潰瘍化した切れ痔に排泄物がたまることで、炎症が起こり腫れる。直腸側にできたものを「肛門ポリープ」、肛門側にできたものを「見張りいぼ」という。

症状3 内肛門括約筋の攣縮

潰瘍が筋肉の近くまで深くなると、内肛門括約筋《ないこうもんかつやくきん》が攣縮《れんしゅく》（けいれん）を起こし、ジーンとした痛みを感じるようになる。

痔ろうの基礎知識

膿がたまり、それを排出する管ができる「痔ろう」

◎セルフケアでは対処できないタイプの痔

いぼ痔《じ》と切れ痔は、症状によってはセルフケアで十分に改善が見込めますが、**「痔ろう（あな痔）」の場合はセルフケアでは治せません。**

痔ろうは、肛門の歯状線《しじょうせん》にある「肛門陰窩《こうもんいんか》」というくぼみに細菌感染が起こることから始まります。感染が起こると、化膿して膿《うみ》がたまり膿瘍《のうよう》をつくります。これを「肛門周囲膿瘍《こうもんしゅういのうよう》」（痔ろうの初期）といい、腫れて痛みと熱をともない、発熱もあります。病院では切開し、膿を出す処置を行います。

腫れが引いた後に、検査で膿のトンネルが確認された場合は「痔ろう」と診断されます。**痔ろうでは、細菌の入り口である原発口《げんぱつこう》と、膿のたまり場である原発巣《げんぱつそう》の両方を処理する根治手術を行うことになります。**

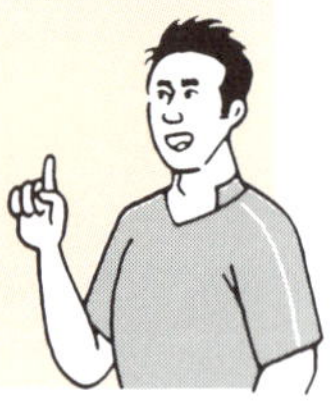

ここがポイント！

- 歯状線からの細菌感染が原因
- 肛門周囲膿瘍の段階でなるべく早く膿を出す（切開切除する）ことが大事
- 痔ろうの場合は、膿のトンネルを除去する手術が必須

細菌が入り込み炎症を起こす痔ろう

〚 痔ろうができる仕組み 〛

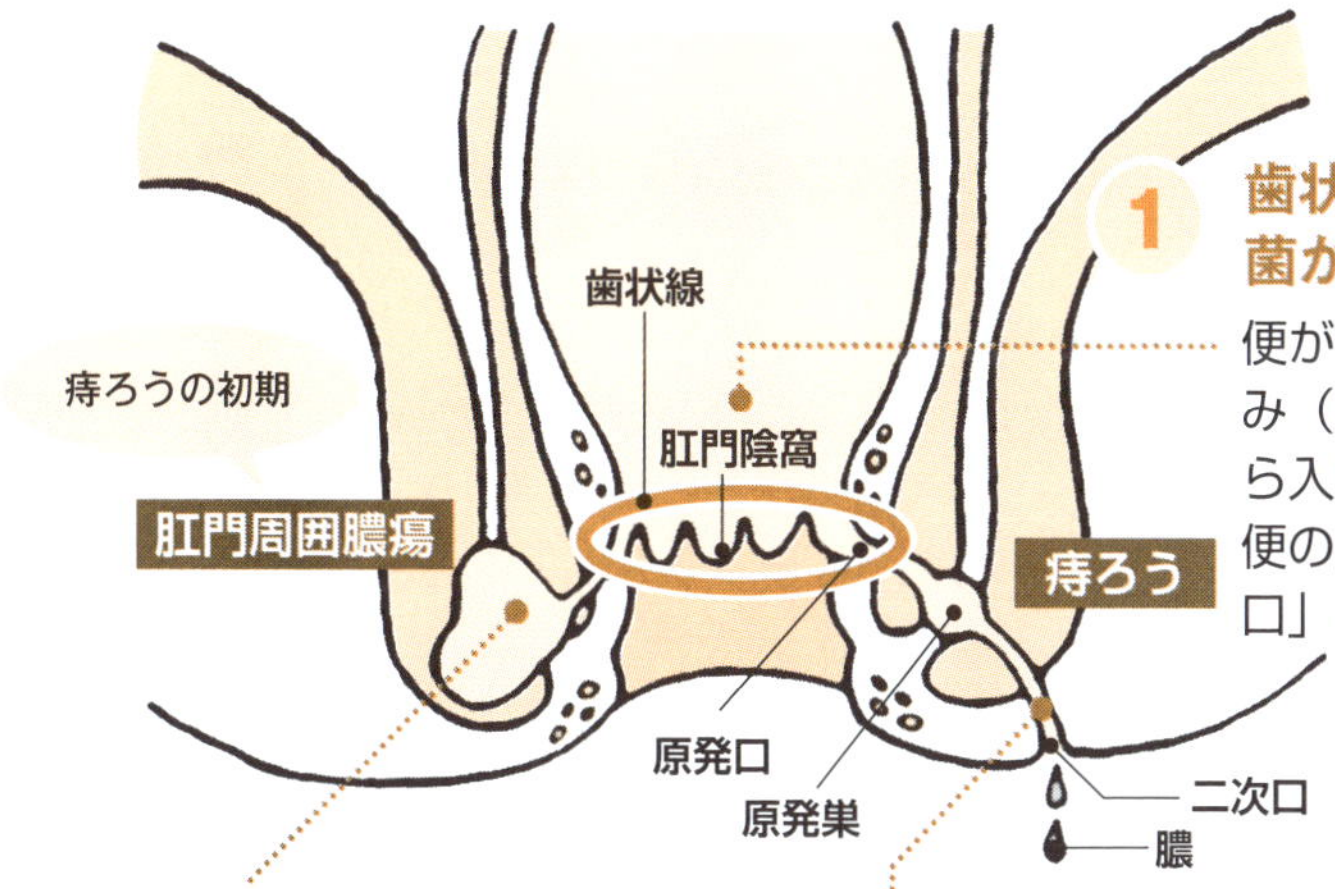

1 歯状線に菌が入り込む

便が歯状線のくぼみ（肛門陰窩）から入り込む。この便の入口を「原発口」という。

2 細菌感染で炎症が起き膿がたまる

便に含まれる細菌（主に大腸菌）が肛門の周囲に炎症を起こし、膿の部屋（膿瘍腔《のうようくう》）を形成する。この最初に感染した場所を「原発巣」という。

3 膿を放出するトンネルができる

膿がたまってくると、それを放出しようとしてトンネルができ、皮膚から排出される。膿が放出された出口を「二次口《にじこう》」という。

〚 痔ろうになりやすい人・原因 〛

下痢

軟便や水様便は肛門陰窩に入り込みやすい。また、下痢だと肛門の粘膜が炎症を起こしやすくなる。

ストレス 免疫力の低下

ストレスにより下痢を起こしやすくなったり、過労で免疫力が低下したりすると感染・炎症が起こりやすい。

男性

比較的、男性に多いと言われている。男性は飲酒をする人の割合が多く、下痢を起こしやすいため。

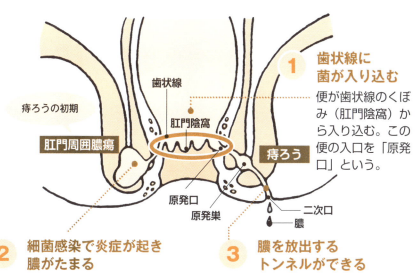

痔ろうの基礎知識

膿のトンネルが伸びる位置で4つに分類される

◎痔ろうの8〜9割は浅い位置にできるタイプ

痔《じ》ろうでは、膿を排出するトンネルがつくられます。治療するには、手術で細菌の入り口である原発口《げんぱつこう》と膿のたまり場である原発巣《げんぱつそう》を確実に処置しなければいけません。**このとき、膿のたまり場とトンネルがどこにできているかによって手術の難易度が変わってきます。**

歯状線《しじょうせん》の肛門陰窩《こうもんいんか》で起こった炎症は、肛門腺を通じて肛門括約筋《こうもんかつやくきん》へと向かって広がり、膿のトンネルをつくります。浅い部分にトンネルをつくることもあれば、奥深くまで侵入してトンネルをつくることもあります。

２０２０年の『肛門疾患・直腸脱診療ガイドライン』によると、痔ろうは、膿のトンネルが伸びる位置で、大きく4つのタイプに分類されています（隈《すみ》越《こし》分類）。男女ともに痔ろうの約8〜9割は、手術が容易な浅いタイプです。

ここがポイント！

- 原発口と原発巣を取り除く手術をする
- 痔ろうの膿のトンネルが深かったり、複雑だと手術が難しくなる
- ほとんどは浅い痔ろうなので手術が容易

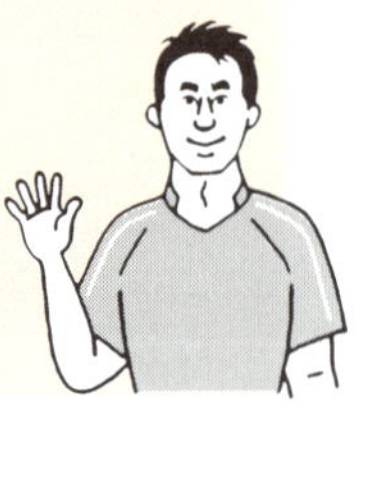

トンネルが伸びる位置で手術の難易度が異なる

膿のトンネルが伸びる位置によって４つに分類される。
筋肉などを貫通する深い痔ろうでは、手術の難易度も高くなる。

❶と❷は浅い痔ろう

1 皮下または粘膜下痔ろう

痔ろうの中では珍しいタイプ。内括約筋を貫通せず、直腸や肛門の粘膜の間を走行する。位置が浅いので手術は容易。

2 内外括約筋間痔ろう

内括約筋と外括約筋の間に伸びるタイプ。下降するものは手術が容易。上昇するものは手術が難しい。

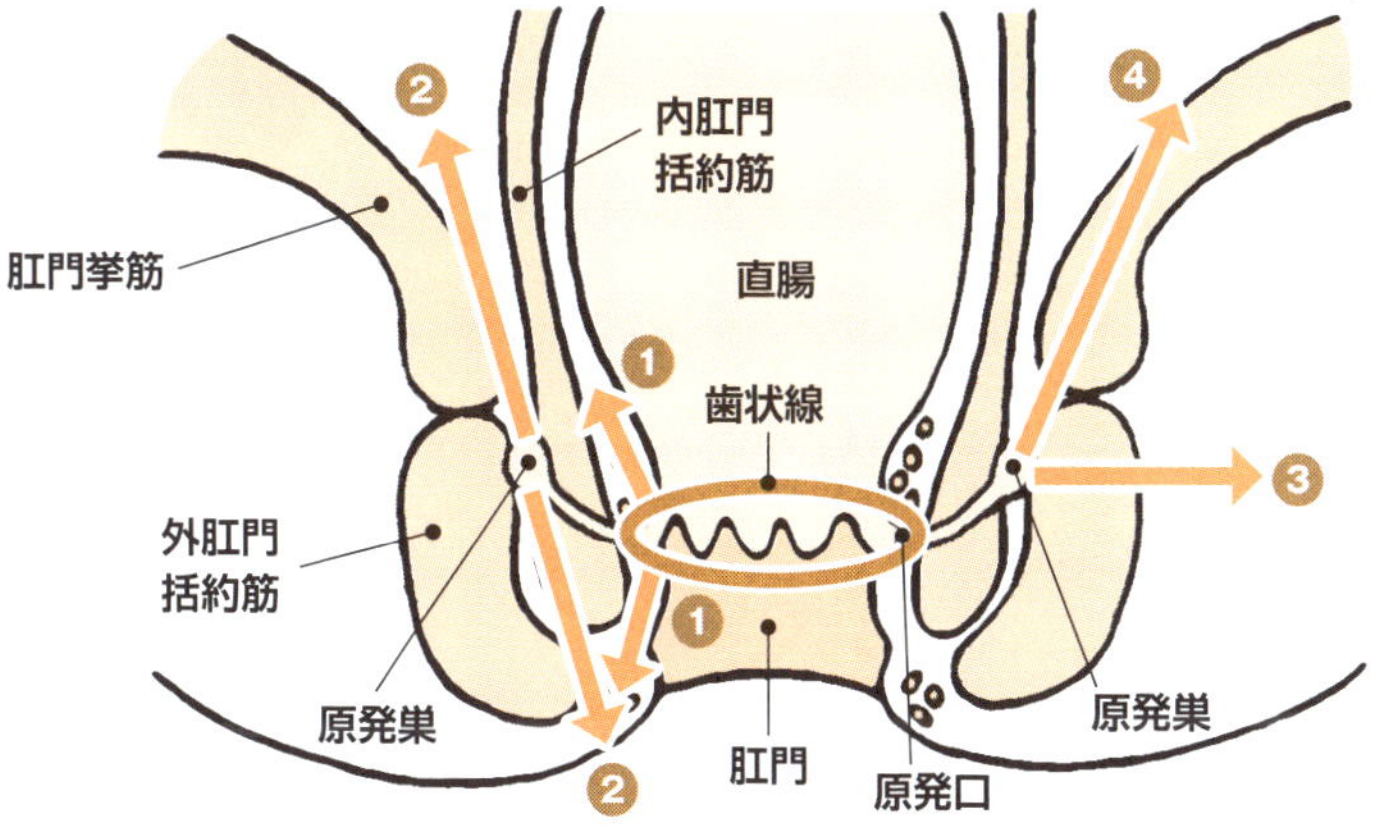

3 坐骨直腸窩《ざこつちょくちょうか》痔ろう（肛門挙筋下痔ろう）

トンネルが外括約筋を越え、肛《こう》門挙筋《もんきょきん》の下まで伸びるタイプ。筋肉の間を複雑に走行しており、手術は高難易度。

4 骨盤直腸窩《こつばんちょくちょうか》痔ろう（肛門挙筋上痔ろう）

非常にまれ。トンネルが肛門挙筋を越えて伸びるタイプ。直腸が狭くなる直腸狭窄《ちょくちょうきょうさく》を起こすこともある。手術は困難。

❸と❹は深い痔ろう

病院の探し方

肛門の専門医の診察を受けて治療方針を決める

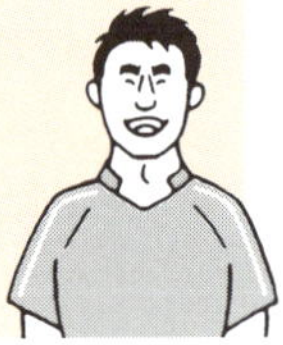

◎学会のホームページで検索するのがおすすめ

肛門は消化管の一部ですが、痔《じ》になったときは、できれば肛門を専門とする診療科で診てもらうのが一番です。

以前は「肛門科」という標榜《ひょうぼう》がありましたが、２００８年に診療科名の見直しが行われ、現在は「肛門内科」や「肛門外科」「大腸肛門科」などの診療科名が一般的です。

ただ、日本では標榜する診療科名は自己申告のため、標榜していても、実際にはあまり詳しくないこともあります。

そこでおすすめしたいのが、学会のホームページで検索する方法です。**「日本臨床肛門病学会」と「日本大腸肛門病学会」という2つの学会では、ホームページで最寄りの肛門の専門医を検索できます。**

ここがポイント！

- 病院を受診して治療の方針を決める
- 他の病気（→ p34）との鑑別もできる
- 肛門の専門医に診てもらう

肛門の専門医を探す

学会のホームページから、
通院しやすいエリアの病院を探してみると良い。

痔を専門とする国内唯一の学会

日本臨床肛門病学会

痔を専門とする医師などの学会。ホームページの「痔を専門とする医師を探そう」から、全国の学会認定の医師・病院を検索することができる。

URL：https://jacp-doctor.jp/index.html（2024年10月現在）

大腸・肛門の疾患全般が専門

日本大腸肛門病学会

痔を含む大腸・肛門の疾患を専門とする医師などの学会。ホームページの「専門医一覧」「認定施設一覧」から、学会が認定した全国の専門医や施設を検索することができる。

URL：https://www.coloproctology.gr.jp/modules/specialist/
（2024年10月現在）

手術件数の多さが"良い先生"とは限らない

いぼ痔・切れ痔の治療の多くは、生活習慣の改善が中心となる。そのため、手術件数で判断するより、生活習慣の改善などの治療内容を相談できる医師を選んだほうが良いこともある。手術を選ぶときには、手術に特化した別の医療機関を紹介してもらうこともできる。

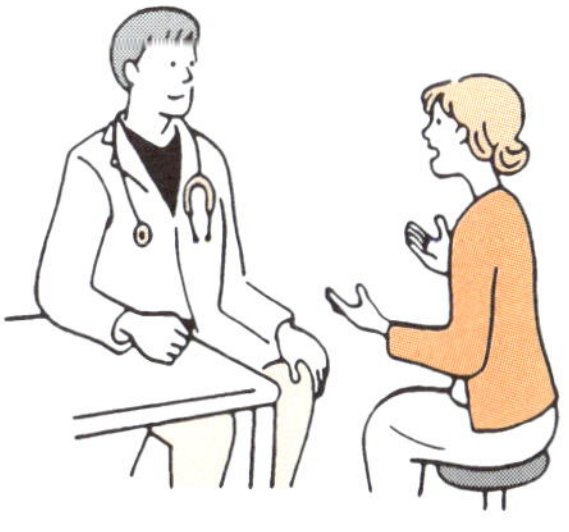

受診前に確認

症状や病歴などを整理し、医師に話せるようにしておく

◎治療中の持病や既往歴の情報を忘れずに伝える

痔《じ》で受診するときは、いつから、どんな症状があるのか、どんなことで困っているのか、できるだけ正確に伝えられるように整理し、メモしておきましょう。痛みや出血の程度、排便の状態などは診断の参考になります。

治療中の病気がある場合、病名と服用している薬の情報が必要なのでお薬手帳などを持参しましょう。特に、脳梗塞などで血栓予防に抗血小板薬を服用しているのであれば、出血しやすいため医師に伝えなければなりません。

また、糖尿病で血糖値コントロールが悪い場合や、消化器など腹部の手術歴で術後の癒着がある場合には、便秘になりやすく、排便に影響することがあります。これまでの病歴を忘れずに伝えてください。妊娠・出産の経験の有無も重要な情報です。

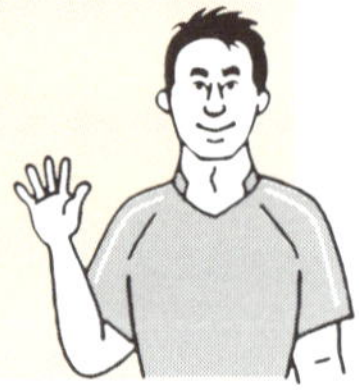

ここがポイント！

- 病院に行く前に自分の症状を書き出して整理する（痔トラブル日誌を活用する→ p158）
- 便通の状況も医師に伝える
- 症状のメモやお薬手帳を忘れずに持参する

受診の前に準備しておこう

自分の症状を整理しておこう

- 時期／症状はいつごろから？
- 痛みの有無／どんなときに痛む？
- 出血の有無／どんなときに出血する？　出血量は？　色は？
- 脱出物の有無／どんなときに脱出する？　脱出物は戻る？
- 腫れやかゆみの有無／腫れやかゆみがある場所は？ 症状はどの程度？
- 分泌物の有無／どんなときに、どこから出る？
- 便通の状態／排便の回数、便の形状や硬さ、残便感など気になる症状はある？

あてはまる人は医師に伝えよう

- 服用している薬がある
- 妊娠中または出産経験がある
- 糖尿病
- 消化器など腹部の手術の経験がある

アドバイス　できるだけ排便をすませておく

直腸に便がたまった状態だと、十分な診察ができないことも。できれば診察を受ける日の朝に排便をすませておく。

アドバイス　着脱しやすい服装で受診する

診察時は衣類や下着を脱ぐことになる。着脱しにくいものは避ける。

病院での治療・手術も選択できる

一度は肛門専門の病院を受診し、治療方針を相談するのが理想。
その後も、病院で薬の処方を受けたり、
症状がひどい場合は外科的治療を受けたりすることができる。

診察・検査の流れ

問診と視診《ししん》・触診《しょくしん》

問診では、症状やその程度、普段の生活習慣などを質問される。医師が肛門やその周辺を観察し（視診）、指でさわり、患部の状態を確かめる（触診）。

肛門指診《ししん》

ゴム製の指サックをつけた指に潤滑剤を塗り、肛門内に挿入して触診する。肛門が狭まってしまう肛門狭窄の有無があれば、すぐにわかる。

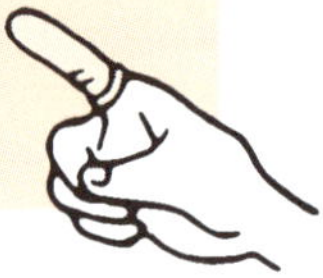

一度は受診し、治療方針の相談を

痔《じ》ろうを除いた多くの痔は、セルフケアでも症状を改善できます。ただし、それが本当に「痔」であった場合に限ります。

というのも、排便時に出血する、肛門が痛い、いぼが飛び出ているなど、痔でよくある症状は別の病気とまぎらわしいからです。なかには大腸がんのように命にかかわる病気もあります。

そのため、自己判断せずに一度は病院を受診して、痔以外の病気の可能性がないか鑑別しておくことが肝心です。そのうえで痔であることが確定したら、今後の治療方針を医師と話し合います。

横向きでの診察が多い

診察時は横向きの体勢で行われることが多い。羞恥心がなるべく軽くなるよう、配慮されている。

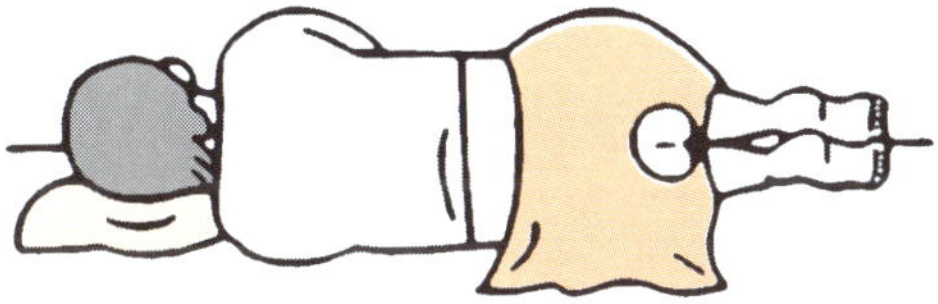

肛門鏡

肛門鏡を使って、肛門と直腸の下部数センチあたりを観察する。

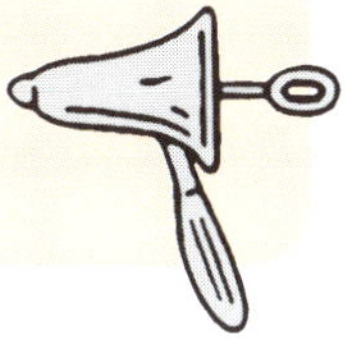

直腸鏡

より奥に病変がありそうな場合は、肛門鏡より挿入口が長い直腸鏡を使用する。

膿《うみ》が出ている場合は、肛門に筒状の超音波検査の機械を入れて膿のたまり具合を確認します。

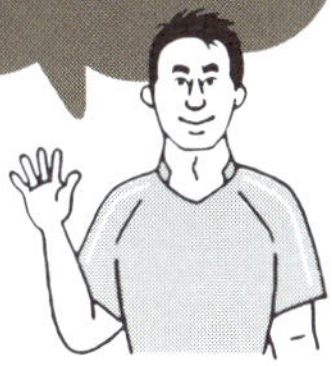

痛みが強い場合は、後日診察も

痔の診察では、肛門に指を入れて触診したり、肛門鏡や直腸鏡を使って肛門や直腸の様子を診たりします。ただし、強い痛みがあるときには無理に行わず、ひとまず軟膏や坐薬、鎮痛薬を処方します。痛みが落ち着いてから、後日改めて検査します。

別の病気が疑われるなら再検査

痔では上図の流れで検査を行います。

もし痔以外の病気が疑われるときは、大腸内視鏡検査や血液検査などが追加で行われます。不安を払拭するためにも、必ず受けるようにしてください。

手術のタイミングと手術方法

いぼ痔

ゴリガー分類でⅢ度やⅣ度のいぼ痔《じ》で、生活習慣の改善や薬物療法では改善が見られないときには手術を選択する場合もある。外痔核《がいじかく》部分のみを結紮《けっさつ》切除術で切除し、内痔核《ないじかく》部分には硬《こう》化《か》療法を行うなど、複数の方法を組み合わせることも多い。

最も一般的な
手術方法

結紮切除術

Ⅲ度以上の内外痔核《ないがいじかく》の根治術。いぼを切除し、切除部位を縫合。いぼのあった部分の血管を縛り、血液供給を止める。

痔核を壊死させて
切り取る

ゴム輪結紮法

内痔核のいぼの根元にゴム輪をはめる。根元が縛られ血液供給が止まり、1～2週間でいぼが壊死。外来での処置が可能。

注射で痔核を
小さく硬くする

硬化療法（ALTA《アルタ》療法）

硫酸アルミニウムカリウム水和物・タンニン酸をいぼに注入し小さく硬くする。外痔核併発ならその切除も行う。

切れ痔

慢性期の切れ痔（→ p51）で、傷が治りにくい悪循環に陥っているケースでは、手術をする場合もある。

切れやすくなった
部分をやわらかく戻す

潰瘍《かいよう》切除

潰瘍化し、切れやすくなった切れ痔を切除する。切除した部分に、近くの皮膚を移植する場合もある。

邪魔な
できものを切除

肛門ポリープ・見張りいぼの切除

潰瘍の切除と同時に行うことが多い。肛門ポリープや見張りいぼ単体の切除なら、外来での処置が可能。

通常の広さの
肛門に戻す

内肛門括約筋を切開

肛門狭窄《こうもんきょうさく》を起こし、硬くなった内肛門括《ないこうもんかつ》約筋《やくきん》を一部切開し、柔軟で本来の広さの肛門に戻す。

痔ろう

痔ろうの場合は、膿《うみ》のトンネルを排除するために手術を行う必要がある。痔ろうがある場所（→ p55）によって、手術方法が変わる。

後方にできた痔ろうに有効

切開開放法

lay open 法ともいう。浅い痔ろうが肛門後方にできているケース。膿のトンネル部分の屋根を取り払い、内部に細菌が潜んで再感染を起こすのを防ぐ。

側方・前方にできた痔ろうに有効

くりぬき法

coring out 法ともいう。肛門側方・前方は筋肉が薄いため、括約筋をなるべく温存する。筋肉を貫通する部分の切除を最小限にし、それ以外の部分のトンネルをくりぬく。

原発口《げんぱつこう》がはっきりとわかる場合

痔ろう結紮療法

seton《シートン》 法ともいう。原発口から二次口（膿のトンネル）にゴムを通し、数か月かけて徐々に締めていき、トンネルごと切除する。括約筋の損傷を最小限にできる。ゴムは最終的に自然に取れる。

外科的治療や手術の選択も

いぼ痔と切れ痔は生活習慣の見直しや薬物療法などで改善できますが、痔ろうは手術が必要です。

いぼ痔と切れ痔も、症状によって日常生活に支障があったりするときは、外科的治療や根治手術を検討することもあります。

日帰りと入院では手術法が異なる

いぼ痔の場合、日帰り手術と入院手術があります。日帰り手術は、硬化療法（ALTA療法）、あるいは外痔核の切除＋硬化療法など部分的な処置を行うものです。一方、入院手術は1週間～10日間入院し、内外痔核をすべて切除する根治手術になります（↓p130）。

手術後の体の変化

数日後	翌日	手術当日	
強い炎症期			症状の強さ
便秘薬で便をやわらかくし、傷口への負担を小さくする			排便のコントロール
術後はじめての排便に注意 便秘薬で便をやわらかくしているが、排便時に痛みがともなう。そっと押し拭きをして創部をこすらないように注意。	**傷の痛みがあれば痛み止めを** 手術の傷の痛みは、術後24時間以内が一番強い。傷が痛む場合は、痛み止めを処方してもらう。	**手術時間は30分程度** 多くは30分以内で手術が終了する。麻酔は、局所麻酔なら術後30分程度、腰椎《ようつい》麻酔《ますい》なら2～3時間で効果が切れる。	体の状態や注意点

手術の日までケアを怠らない

坐薬や軟膏、便秘改善のための便秘薬（下剤）などは手術の日まで必ず使用して、良好な状態を維持しておきます。炎症や腫れが少ないほうが手術もスムーズで、術創も小さくてすむからです。

持病の管理も大切です。糖尿病のある人は血糖値が安定してから手術します。

また、抗血小板薬や抗凝固薬を服用している場合は出血しやすいため、一時的に休薬します。ただし、休薬によって持病が悪化しないように、痔《じ》の主治医と持病の主治医の両方に必ず相談・確認しておくことが肝心です。

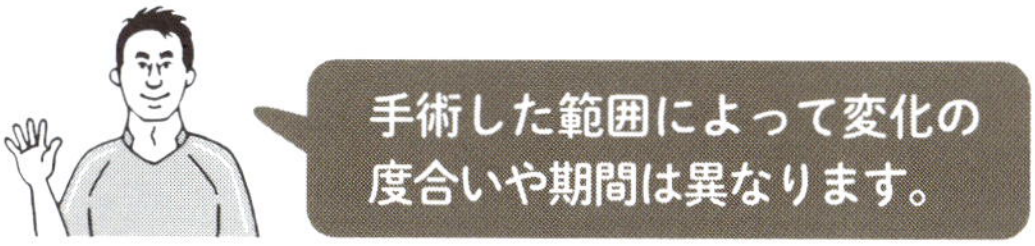
手術した範囲によって変化の
度合いや期間は異なります。

1か月～2か月後	1か月後	2週間後
リハビリ時期	腫れが落ち着く時期	炎症がおさまる時期
便秘薬を減らし普通便に戻していく		
もとの肛門に戻る このころになると、傷口の痛みはほとんどなくなる。肛門もやわらかくなり、本来持つ伸縮性を取り戻す。	**創部がしっかりとしてくる** 縫合した部分がしっかりとくっつき、術後出血の心配がなくなる。痛みは、ひりひりした皮膚の痛み程度にまで落ち着く。	**痛みは手術直後の半分ぐらいに** 痛みはピークから半減。出血量も減り、炎症も治まってくる。入浴で下半身を温めると良い。

術後は〝排便コントロール〟を

術後1か月ほどは傷口にできるだけ負荷をかけないように、強くいきんだり、便秘や下痢をしたりしないことが大切です。

医師の許可が出るまでは、飲酒や激しい運動、旅行などは控えます。

また、便秘薬の使用は医師の指示を守って徐々に減らし、普通便になるようにコントロールしていきます。

手術後の肛門の洗い方が大事

傷口をこすらないようにそっとやさしく指で洗い、押し拭きで水気をとります。10日目ごろになると手術の糸がほどけやすく、出血しやすくなるので注意が必要です。

手術に関するQ＆A

Q 入院手術をしたいのですが、仕事が忙しくて休めません。

A 一時的に“日帰り手術”ですます選択もあります。

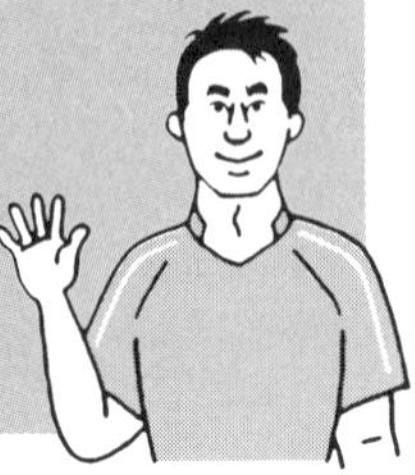

仕事が忙しい、子育て中で入院などが厳しい場合は、一時的にしのぐ目的で日帰り手術を選択する方法も。時間ができたとき、改めて入院手術（根治手術）を受けましょう。

Q いつから歩いたり、運動したりできますか？

A 歩行は当日から。運動は傷が完治したら。

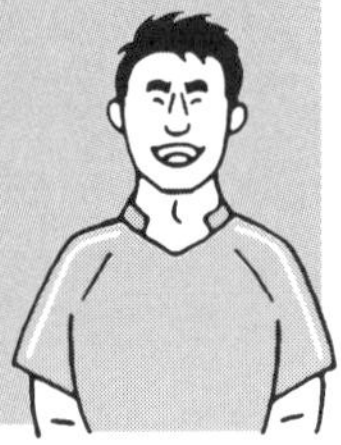

麻酔が完全に切れていれば、当日から歩行可能です。ただし、ふらつくときは転倒の危険があるので、安静に。運動は、傷が治ったという医師の診断が出てからです。

Q 手術の費用はいくらくらいでしょうか？

A 手術費用のみなら２～３万円くらいです。

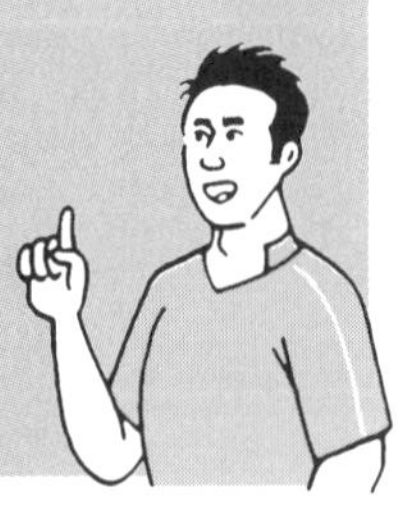

保険適用の場合、日帰り手術は手術費用の２～３万円ほど。入院手術では、入院費用もかかるので、合計10～20万円ほどになります。日帰り手術の場合は、保険対象外となる場合があるので、注意が必要です。

第3章

1日数分で効果あり！

痔トラブル改善トレーニング

いぼ痔 切れ痔 お腹の張りを軽減させる 快便マッサージ

いぼ痔・切れ痔の大きな原因である便秘。**ほとんどの慢性的な便秘は、大腸の蠕動運《ぜんどううん》動《どう》が低下している「弛緩性便秘《しかんせい》」**です。偏った食事やダイエットや運動不足などが主な原因です。腸の蠕動運動が低下し、便が腸内をスムーズに移動しないため便秘になってしまうのです。**このタイプの便秘には、体の外側から腸を刺激して、腸の働きを活発にするマッサージが効果的です。**

ただ、これらのマッサージは内臓を刺激するため、内臓の病気や動脈瘤がある人、腰痛など腰の具合が悪い人、妊娠中の人は主治医に相談してから行ってください。

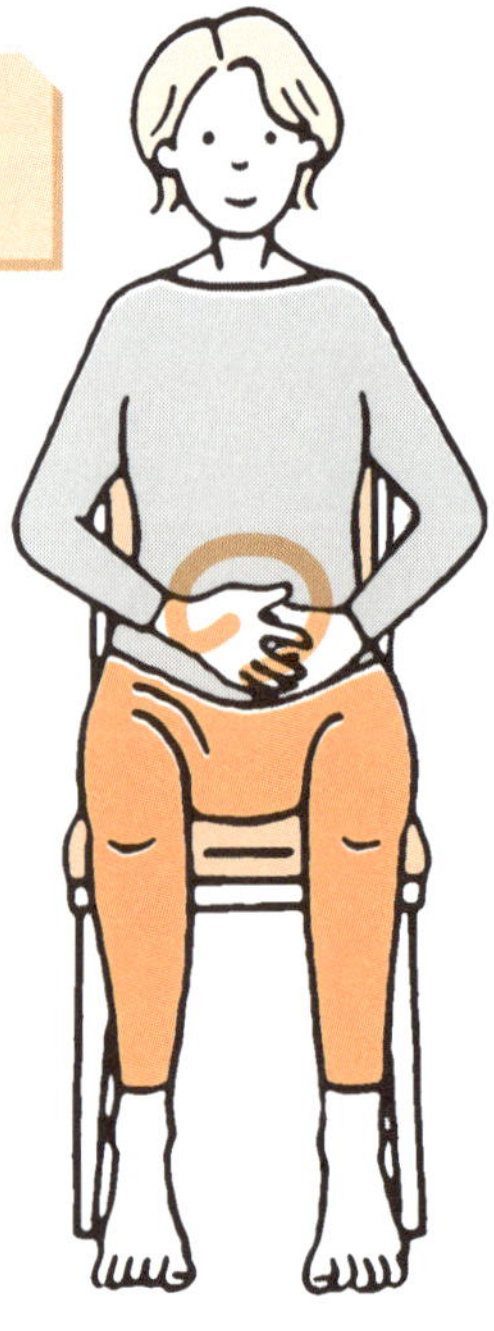

「の」の字マッサージ

両手をおへそのあたりで重ねて、おへそを中心に、手のひらでお腹に大きく「の」の字を描くようにゆっくりと動かす。この動作を繰り返す。やや圧をかけるが、力を入れすぎないよう注意。

1日
15分程度

腸もみ

便が滞りやすい大腸の四隅《よすみ》を刺激することで、便を通りやすくする。

1日
2~3分程度

1 右手で肋骨の下（❶）、左手で腰骨の上（❹）を、横からお腹をつかむようにして指をあてる。

2 指にギュッと力を入れたり抜いたりして、もみほぐす。

3 左手で肋骨の下（❷）、右手で腰骨の上（❸）をつかみ、同様にもみほぐす。

4 1～3を繰り返す。

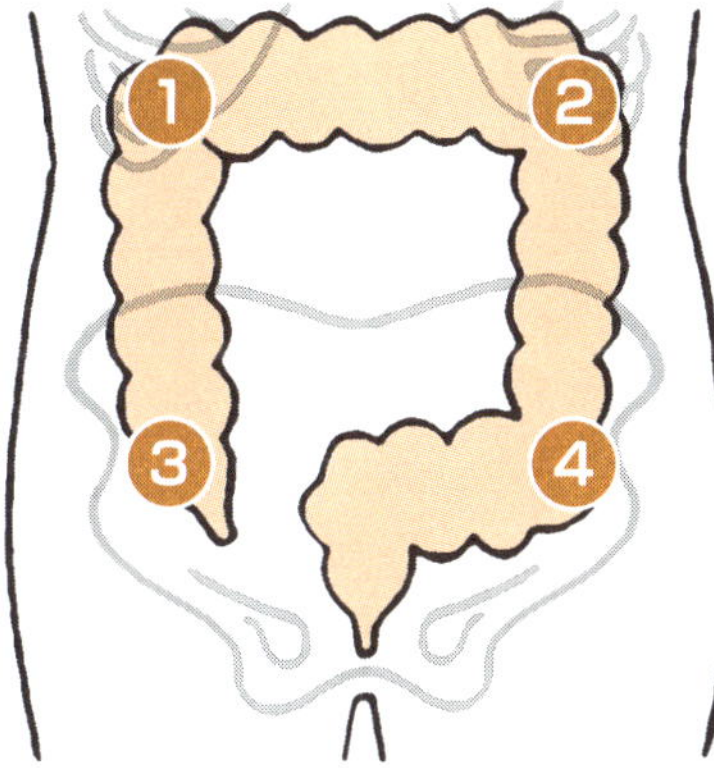

腰さすり

1日
2~3分程度

腰の血行が良くなると、便意が起きやすくなる。背中を伸ばし、腰の下から背中にかけて、両手の指と手のひらで上下にさする。

ポイント
手が背中に届きにくい人は、手を「グー」の形にしてさすっても良い

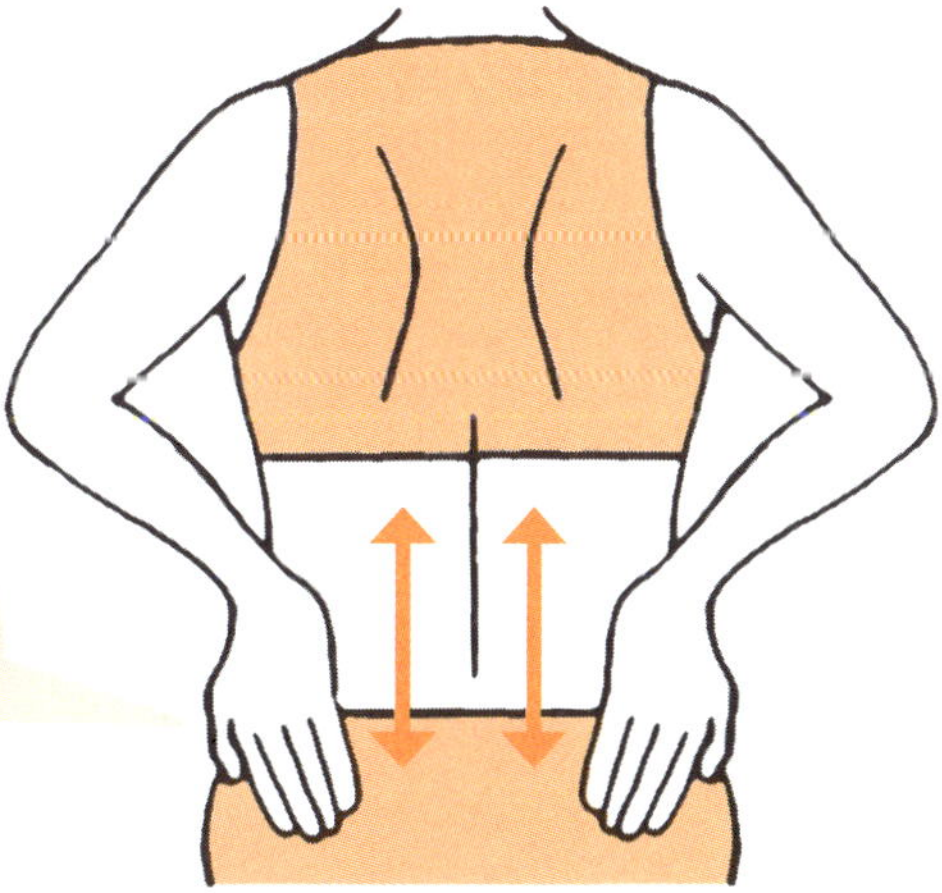

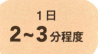

いぼ痔 切れ痔

蠕動運動を促す 腸を刺激するストレッチ

いぼ痔・切れ痔の原因である便秘を解消するには、お腹周りのストレッチも効果的です。呼吸を意識しながらゆっくりと筋肉を動かすことで、お腹全体を刺激できます。

体を動かすことで血流が促されるため、**肛門クッションのうっ血改善にもつながります。**体をほぐすとストレス解消にも効果的です。これによって**自律神経のバランスが整い、腸の働きも改善されます。**

ストレッチをするときは、勢いをつけたり、呼吸を止めたりせずに、ゆっくりと行うことがポイント。急に強い力で体をひねると、腰や筋肉を傷めるので注意します。

下半身をひねるストレッチ

1日 3回

お腹や腰周りの筋肉をほぐす。起床時や就寝前におすすめ。

1 あお向けになり、足を肩幅に開いて両膝を立てる。両腕は体に沿って下ろす。

2 かかとをつけたまま、両肩が上がらないように両足をゆっくりと左側に倒す。

3 右側も同様に倒す。

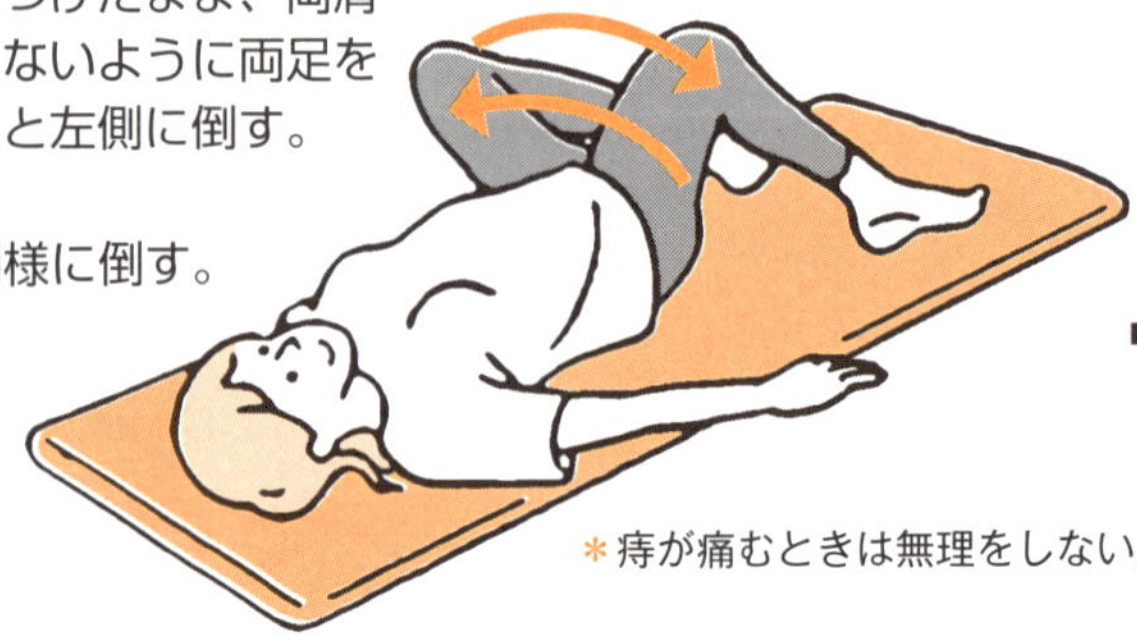

＊痔が痛むときは無理をしない。

上半身をひねるストレッチ

おへそ周りの筋肉をほぐす。デスクワークなどの合間に気軽にできる。

1日
3回

ポイント
体をひねるときに息を吐く

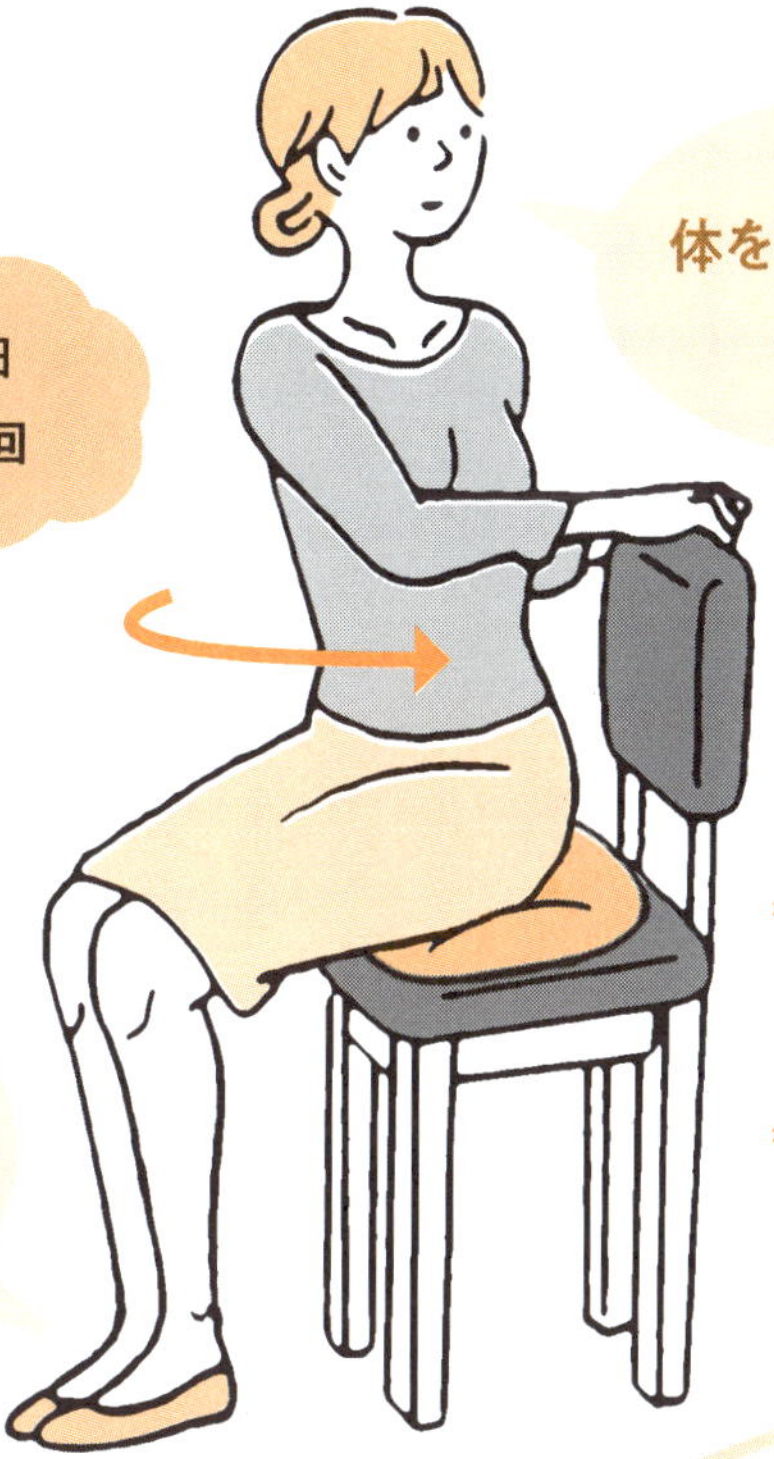

ポイント
足裏全体を床につける

＊イスは安定したものを使用する。ローラーがついたものや座面が回るものは避ける。
＊痔が痛むときは無理をしない。痔用のクッションを使用しても良い。

1 イスに浅く腰かける。正面を向き背筋を伸ばす。

2 両手を後ろに回して背もたれを持ち、息を吐きながら上半身を左にひねる。

3 同じように右の上半身も行う。

立って行ってもOK

足を肩幅に開いて立ち、手は胸の前で軽く重ねて上半身をひねる。家事の合間や、テレビを見ながらでも行える。

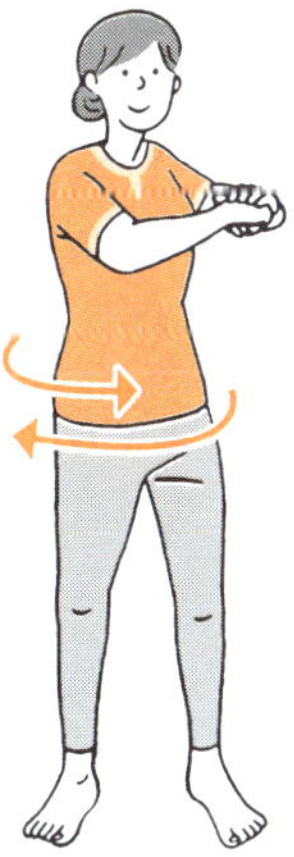

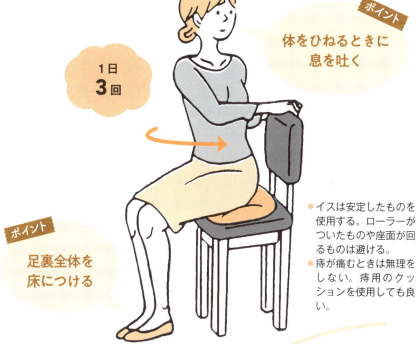

いぼ痔
切れ痔

肛門に負荷をかけず便をスルッと出す
腹筋を鍛える

便秘のときは、何分もトイレに座っていきみ続ける、ということがよくあります。このようにいきむ時間が長いほど、肛門に強い負荷がかかり肛門クッションがうっ血し、いぼ痔《じ》を悪化させてしまいます。

長時間いきまないとなかなか便を出すことができない場合、**筋力の低下が影響しているることがあります。特に、排便にかかわっているのが腹筋です。**

本来、排便時のいきみは、便を出すタイミングで一瞬だけ強い力を加えることが理想です。ところが、運動不足などで腹筋の筋力が低下していると、うまく腹圧を調節できず、長い時間いきみ続けてしまいます。

スムーズに便を出し、肛門への負荷を最小限に抑えるために、腹筋を鍛えましょう。**腹筋が強化されると、いきむときにうまく腹圧をかけられるようになります。また、腹筋を鍛える運動は同時に腸も刺激するため、排便を促す蠕動運動《ぜんどううんどう》を活発にさせる効果もあります。**

腹筋運動というと、きついトレーニングをイメージするかもしれませんが、立ったままや、イスに座ったままできるものも多くあります。無理なく鍛えられる、自分に合った腹筋運動を習慣化しましょう。

つま先立ち腹筋

つま先立ちをすると自然と下腹部やお尻に力が入る。腹筋下部や骨盤底筋《こつばんていきん》といった便を押し出す筋肉を鍛えることができる。

1日
3回

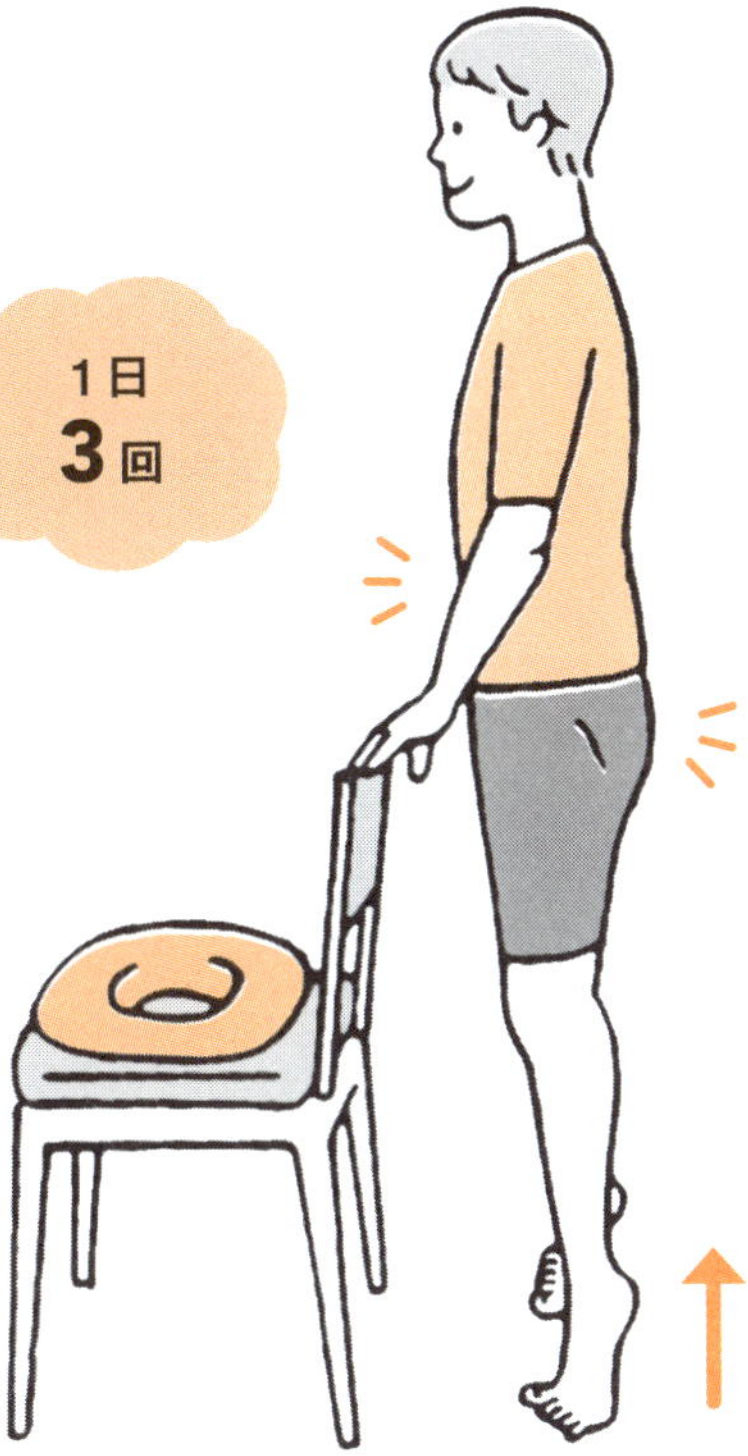

1 転倒しないように、イスに手をかけるか、壁に手をついた体勢で行う。

2 お腹を引っ込ませて、かかとを引き上げる。

3 肛門をキュッと締めるように意識して、そのまま1分間キープ。

＊イスは安定したものを使用する。ローラーが付いたものや座面が回るものは避ける。
＊痔が痛むときは無理をしない。

普段の生活に取り入れてみよう

- ☑ 歯磨き中、洗面台につかまりながら
- ☑ 起床後または就寝前、ベッドに手をつきながら
- ☑ 電車やバスの中で、つり革につかまりながら
- ☑ テレビを見ているとき、壁や家具に手をつきながら

座ったまま腹筋

普通の腹筋より腰などへの負担が少ないので、高齢者も取り組みやすい。

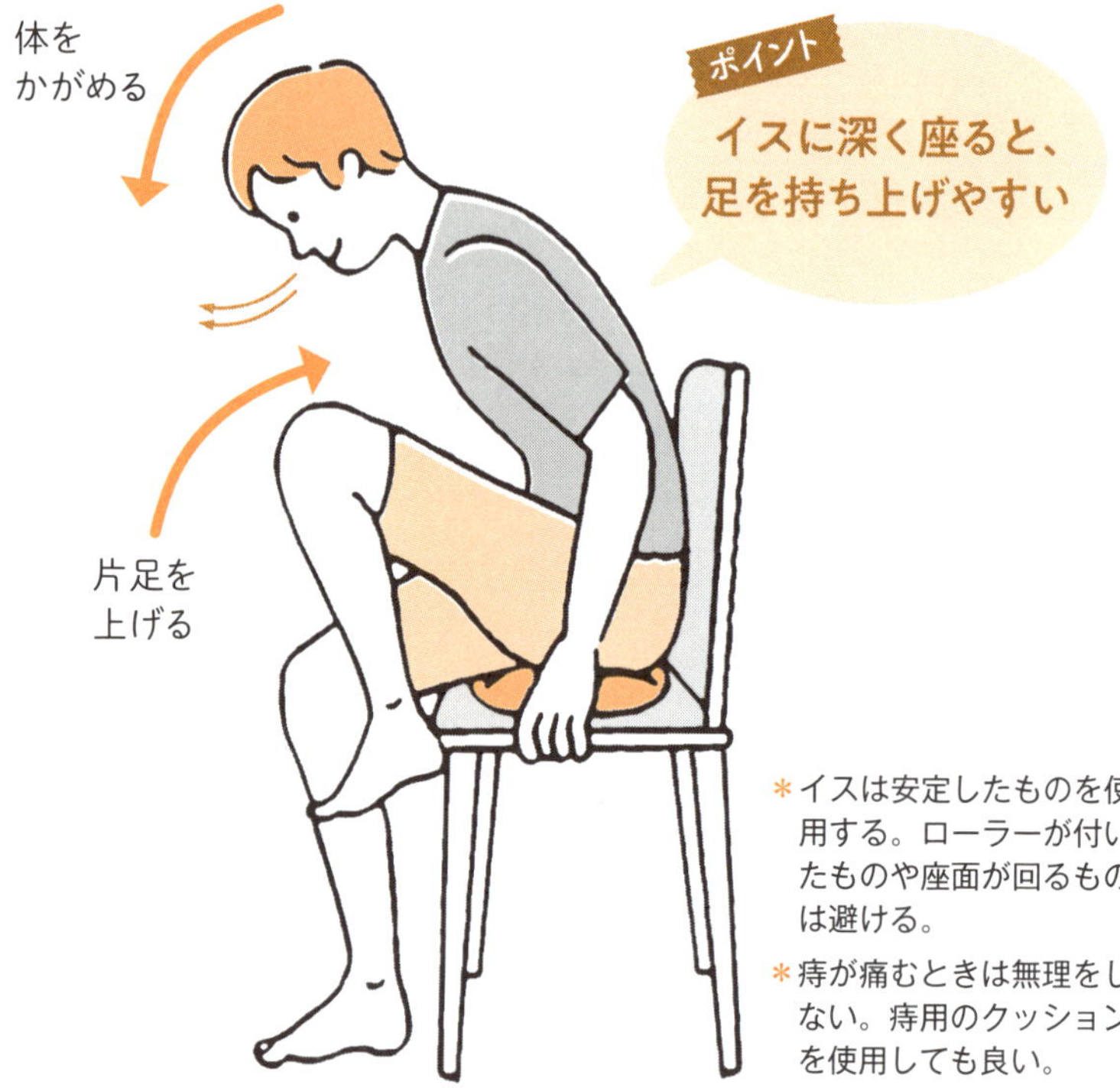
体を
かがめる
片足を
上げる
ポイント
イスに深く座ると、
足を持ち上げやすい

＊イスは安定したものを使用する。ローラーが付いたものや座面が回るものは避ける。

＊痔が痛むときは無理をしない。痔用のクッションを使用しても良い。

1 イスに深く座り、背筋を伸ばして足を肩幅に開く。転倒防止のため、両手は座面をつかむ。

2 息を吐きながら片足の膝を胸に近づけるようにゆっくりと持ち上げる。同時におへそをのぞき込むように上体を前に倒す。

3 息を吸いながら上体と足をもとの位置に戻す。反対側の足も同様に行う。

1日
左右 10 回ずつ
×3 セット

おへそのぞき腹筋

お腹の中央の腹直筋を鍛える。普通の腹筋はハードルが高いという人も、この腹筋なら取り組みやすく、効果も十分ある。

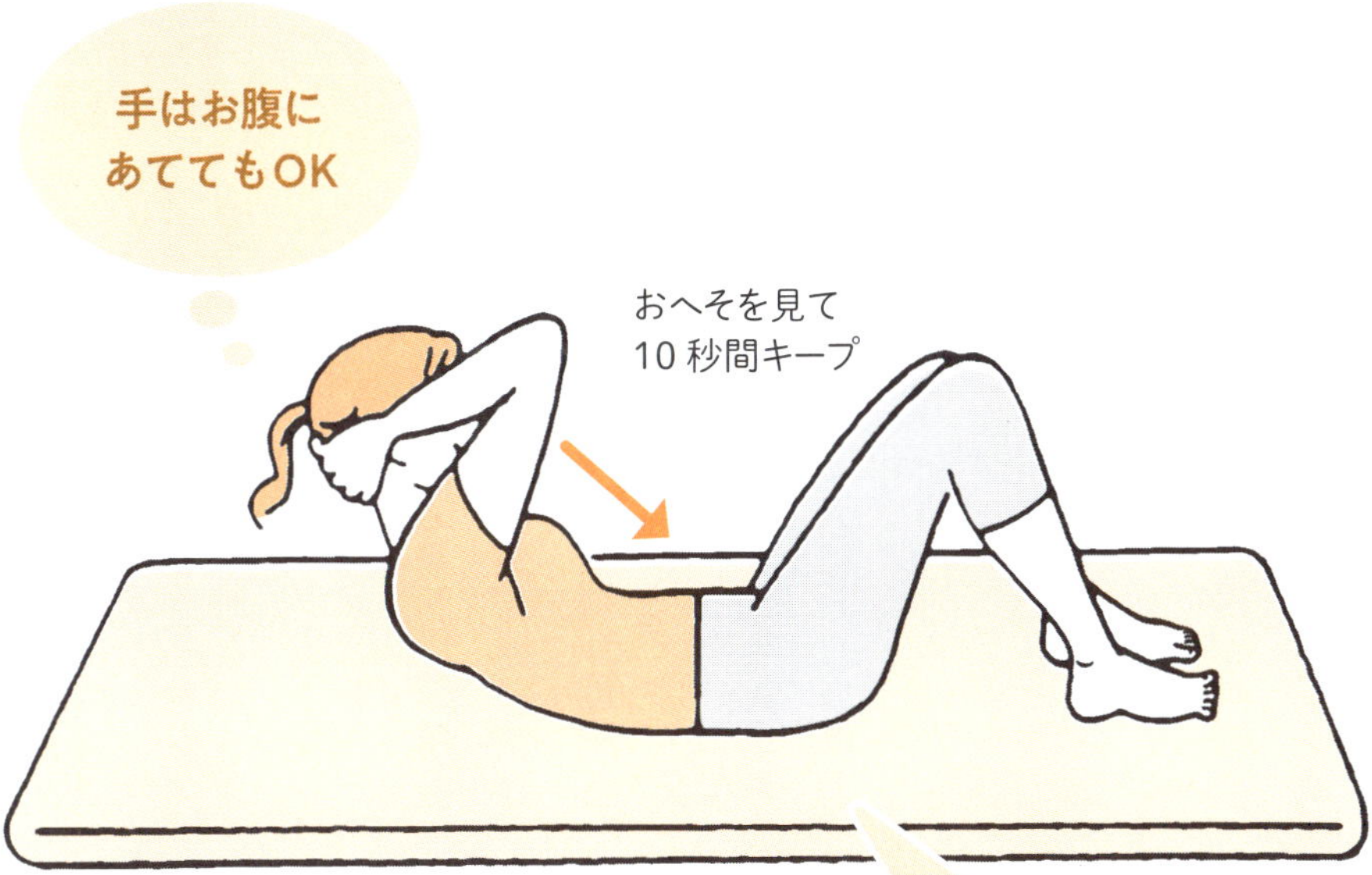
手はお腹に
あててもOK
おへそを見て
10秒間キープ

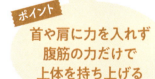

ポイント
首や肩に力を入れず腹筋の力だけで上体を持ち上げる

1. あお向けに寝た状態で、頭の後ろで両手を組む。足は少し広げて両膝を立てる。
2. 息を吐きながら、おへそが見えるまでゆっくりと頭を起こす。そのままお腹に力を入れた状態で、10秒間キープする。
3. 息を吸いながら、ゆっくりと頭を戻す。5～10回を目標に繰り返す。

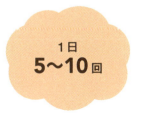

1日
5～10回

＊肛門への過度な負荷を避けるため、休憩をはさみながら行う。痔が痛むときは無理をせず運動を中止する。

いぼ痔 切れ痔

ストレス軽減で便秘・肛門のうっ血解消

体の緊張をほぐすヨガ

ストレスによって胃腸の機能が低下して起こる便秘もあります。**強いストレスがかかると、自律神経のなかでも交感神経が優位になり、体が緊張して腸の活動が抑制されます。**その影響で便秘になるのです。また、このようなケースでは、下痢も起こりやすくなります。痔《じ》がある人にとってはいずれも肛門に負荷がかかってしまいます。

そこでおすすめするのが、ヨガです。呼吸をコントロールしながらポーズをとることで、心身の緊張がほぐれてリラックスできます。その結果、**もう一つの自律神経である副交感神経が優位になり、腸の働きが活発になります。全身の血流も促されるので、肛門周囲のうっ血解消にも役立ちます。**

ポイントは、**リラックスした状態で呼吸を止めずに行うことです。**ヨガのポーズをとるときに息を止めると、かえって緊張状態を引き起こします。また、背中の筋肉が緊張していると、呼吸が浅くなりリラックスできません。肩の力を抜いて、深い呼吸を意識しながらゆっくりとポーズをとります。

ヨガのポーズをとるときには無理をしないことが大切です。筋肉や関節を痛めないようにゆっくりとした動作を心がけ、痛みが出ない範囲で動かすようにします。

ネコのポーズ

背中を柔軟にストレッチするポーズ。背骨を動かすと自律神経が整うので、腸の働きが良くなる。

1 四つんばいになり、背筋を伸ばす。手を広げて肩の真下にくるように置く。膝は股関節の真下に置く。

2 息を吸って胸を開き、肩を後ろに引いて背中を反らす。あごは軽く引き、斜め上を見る。

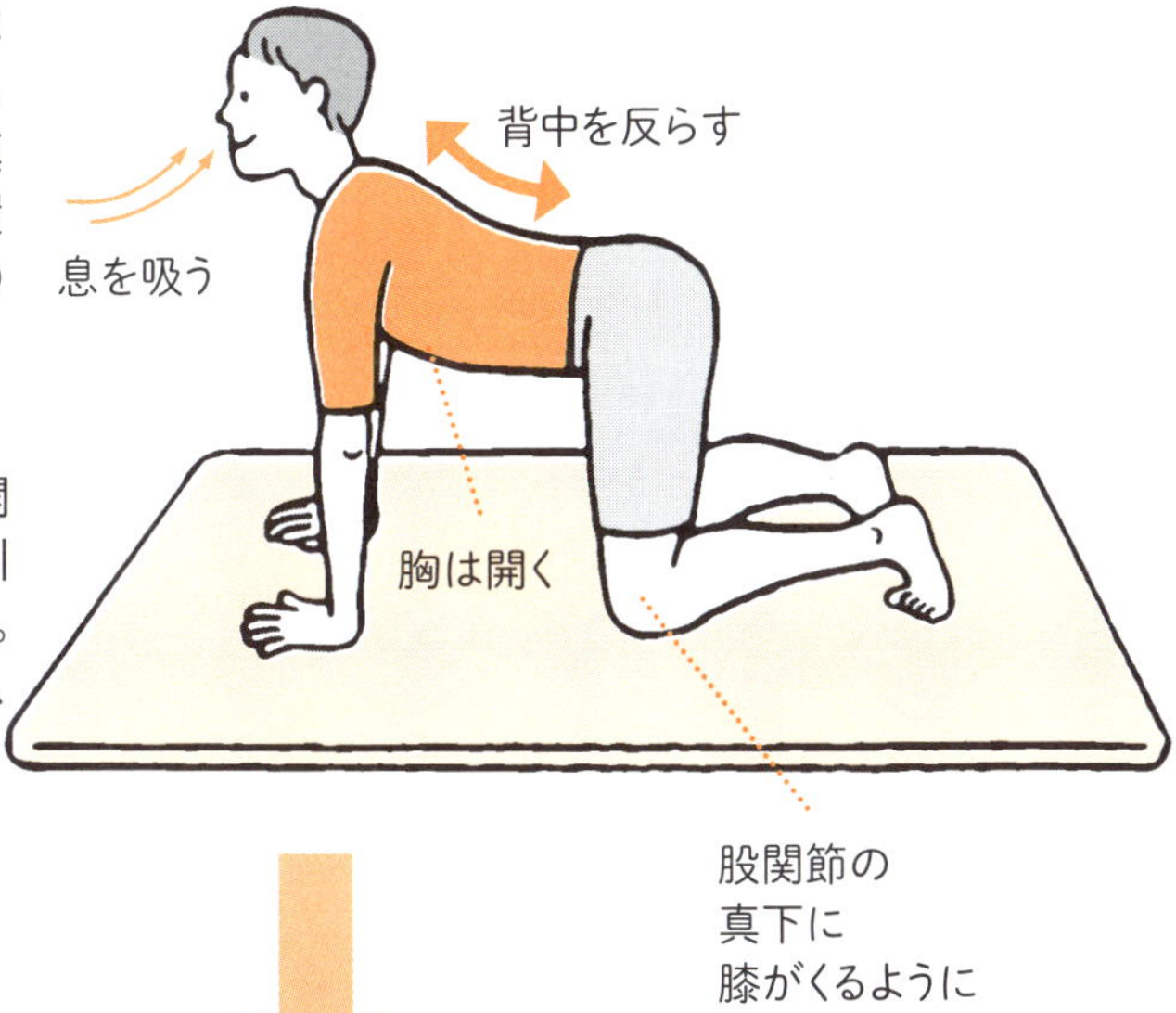

背中を反らす
息を吸う
胸は開く
股関節の
真下に
膝がくるように

3 頭と首を脱力し、息を吐きながら背中をアーチ状に丸める。

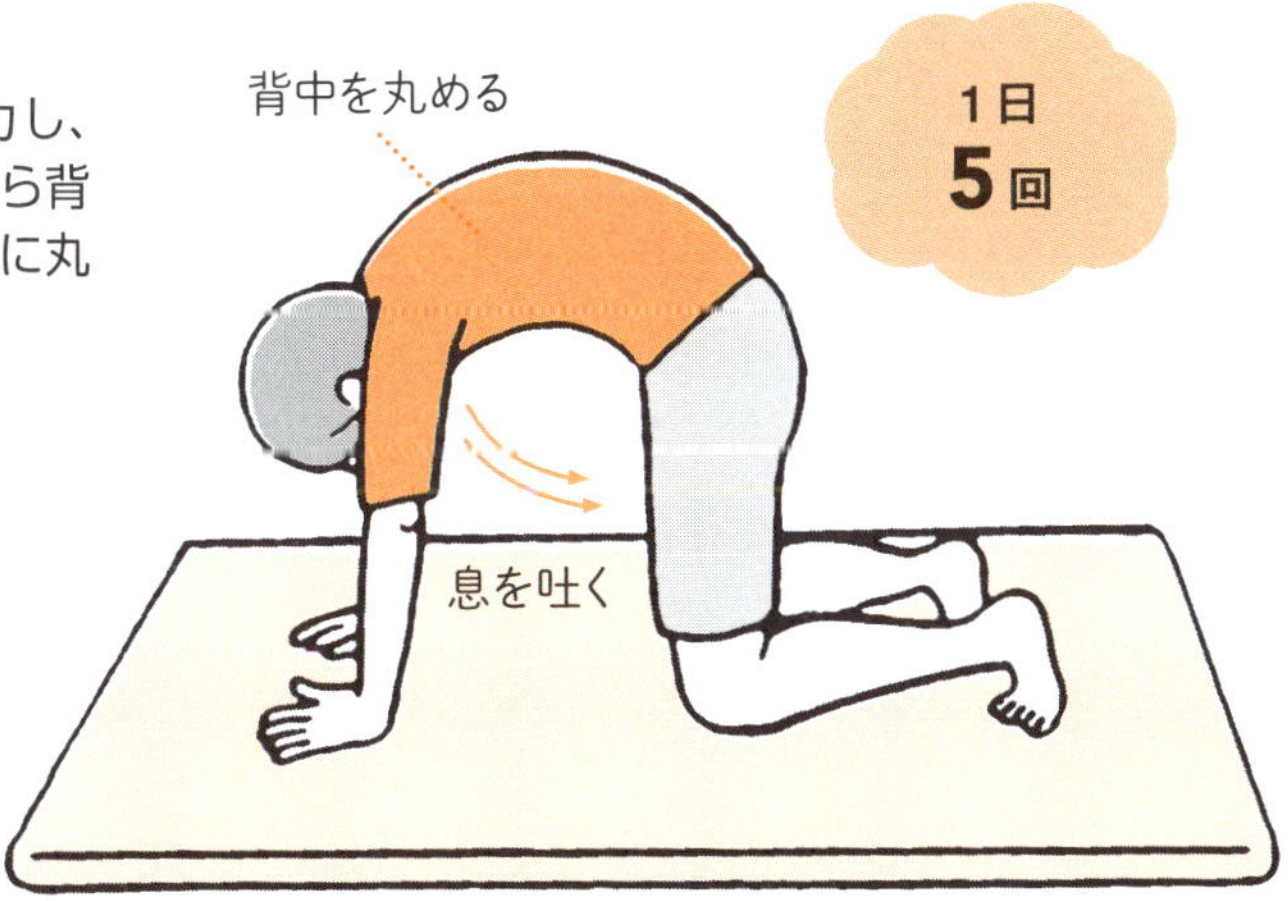

背中を丸める
1日
5回
息を吐く

＊肛門に負荷がかからないよう、ゆっくりとした動きを心がける。
肛門に痛みを感じたときは、すぐにポーズを中止する。

胎児のポーズ

腸をほど良く刺激し、腸にたまったガスを排出する効果がある。

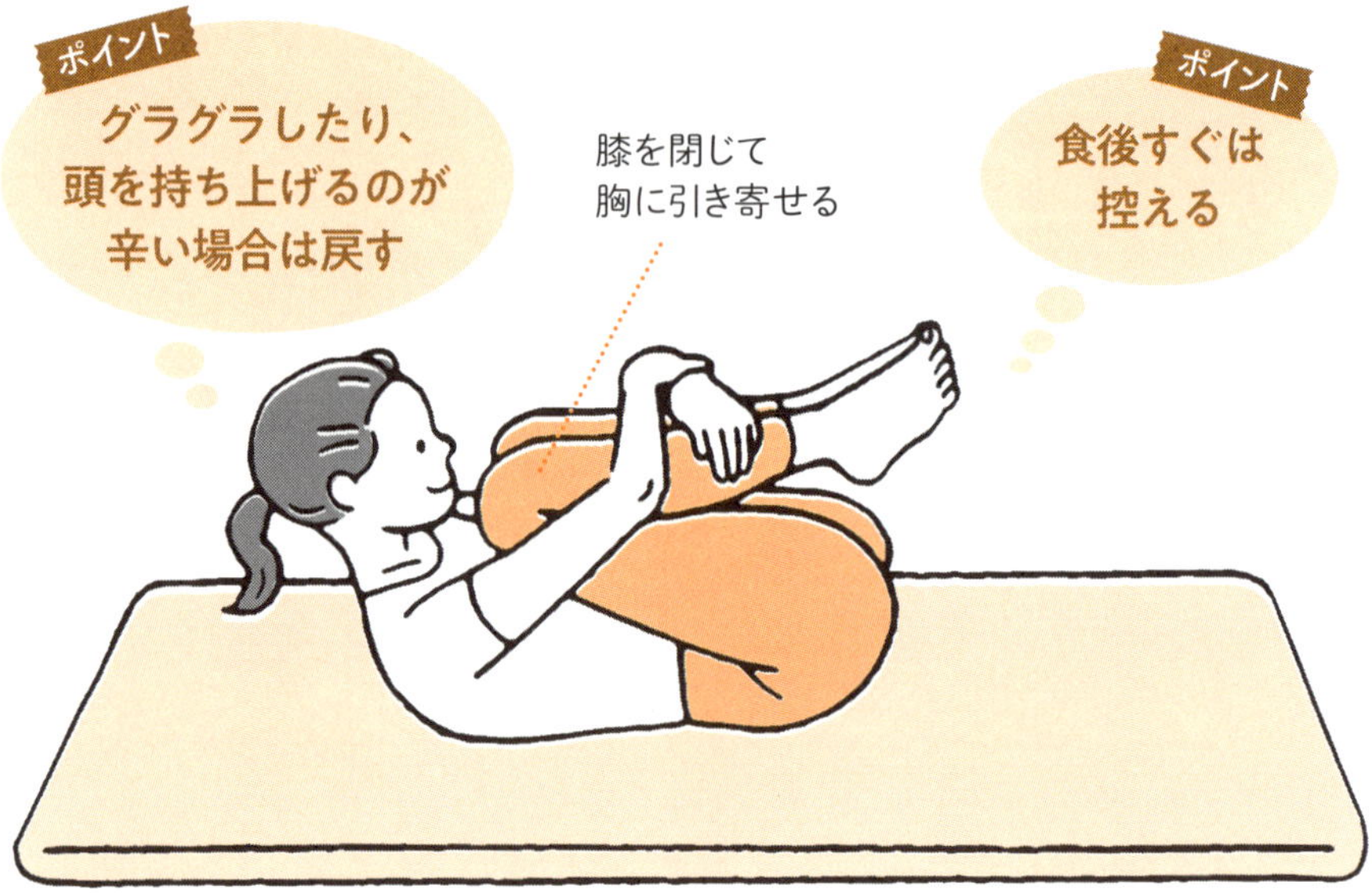
ポイント
グラグラしたり、頭を持ち上げるのが辛い場合は戻す
膝を閉じて胸に引き寄せる
ポイント
食後すぐは控える

1 あお向けになり、頭から足までがまっすぐになるように姿勢を整える。

2 両膝を立てる。膝を胸に引き寄せて、両手で抱える。この時点では肩から背中全体を床につけ、肩が浮かないようにする。

3 息を吐きながら、肩甲骨を床から浮かせて頭を持ち上げる。あごを引いた状態でおでこを膝に近づけ、体をしっかりと丸める。

4 そのまま20～30秒間、息を吸ったり吐いたりしながらキープする。

5 息を吸いながら、ゆっくりと頭→手足の順で下ろし、もとの体勢に戻る。

1日
1回

＊肛門に負荷がかからないよう、ゆっくりとした動きを心がける。肛門に痛みを感じたときは、すぐにポーズを中止する。

ヨットのポーズ

上半身のひねりで腸を刺激し、消化・吸収を促す。

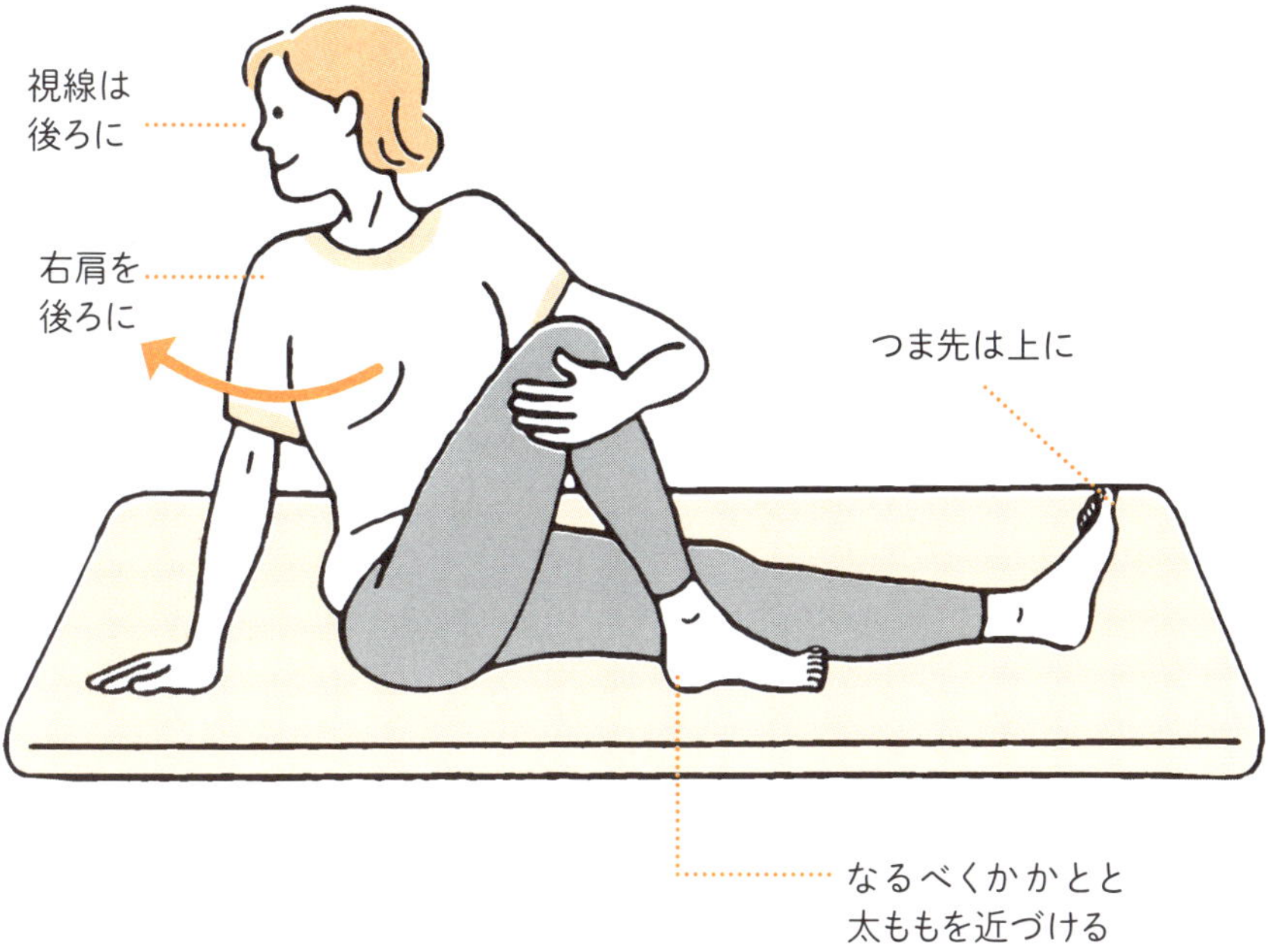

1 お尻を床にしっかりとつけて座り、両足を前に伸ばす。

2 右膝を立て、右手はお尻の後ろにつく。左手で右膝を抱え、背筋を伸ばす。

3 息を吐きながら、上半身をゆっくりと右にひねる。この状態で呼吸を5回繰り返す。

4 ゆっくりと正面に戻し、右足を伸ばす。反対側も同様に行う。

1日
左右 1 回ずつ

＊肛門に負荷がかからないよう、ゆっくりとした動きを心がける。
肛門に痛みを感じたときは、すぐにポーズを中止する。

いぼ痔
切れ痔

痔の症状を和らげるツボ

手軽に不調改善

東洋医学では、「気《き》・血《けつ》・水《すい》」と呼ばれる体を構成する要素が、「経絡《けいらく》」という連絡網によって全身を巡っていると考えます。ツボ（経穴《けいけつ》）はその経絡上にあるポイントで、体の内側とつながっています。**ツボ押しや鍼《はり》・灸《きゅう》などでツボを刺激すると、ツボを通じて内臓や筋肉に働きかけることができます。**

ツボには、肛門の血流を促進し痔《じ》の症状を和らげるツボや、便秘・下痢の改善に効果があるツボがあります。ストレッチやマッサージの際に押してみると良いでしょう。ただし、内臓や腰の病気がある人、妊娠中の人は主治医に相談してから行いましょう。

ツボ押しの基本と注意点

- ☑ 利き手の親指で押す
- ☑ １つのツボにつき６秒間
- ☑ “痛気持ち良い”力加減で押す
- ☑ 押す回数は３～５回
- ☑ 押すと痛いのは不調のサイン

お腹のツボ

便秘　下痢

天枢《てんすう》

おへそから指幅３本分外側。消化器系の不調全般に効果がある。

便秘

中脘《ちゅうかん》

みぞおちとおへその真ん中にある。胃腸の働きを活性化し、お腹の張りや不快感を軽減する。

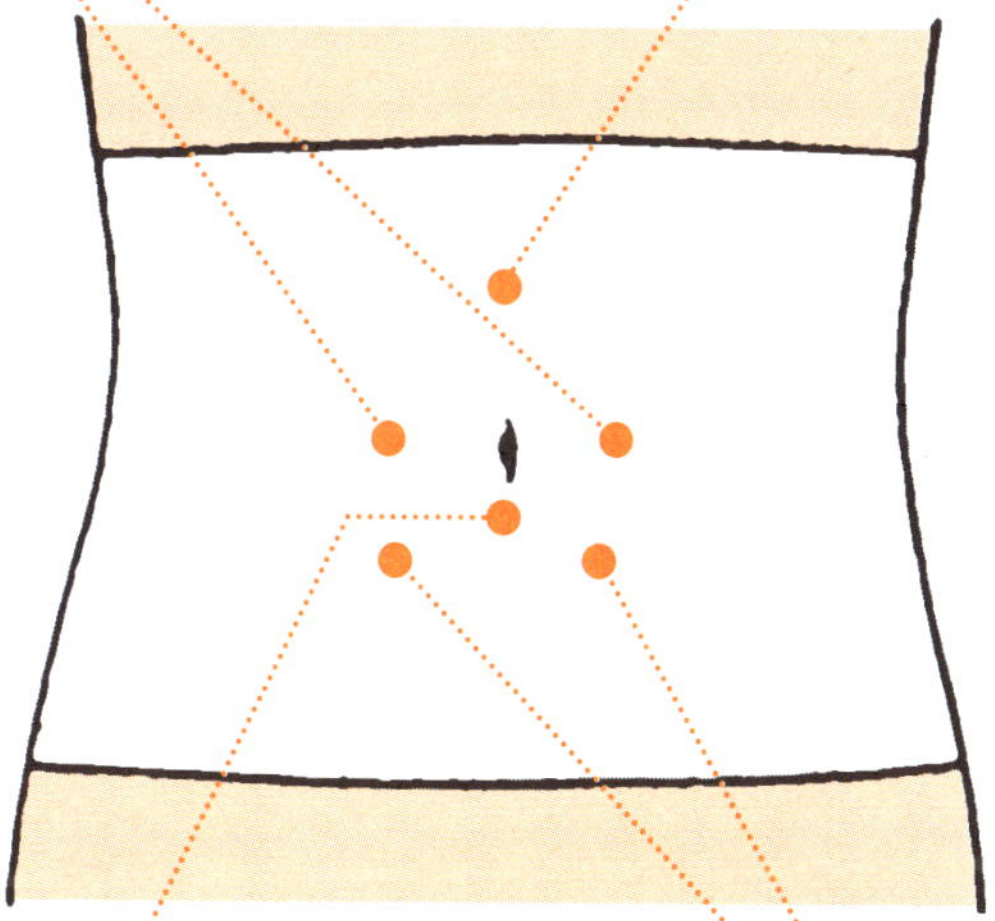

痔

気海《きかい》

おへそから指幅1.5本分下側。下半身の冷えを改善し、肛門のうっ血を緩和する。

便秘　下痢

大巨《だいこ》

天枢から指幅３本分下側。消化器の働きを整える効果がある。

手のツボ

便秘　下痢

合谷《ごうこく》

親指と人差し指の骨の分岐点。やや人差し指側の骨のきわにある。消化器不調の改善のほか、精神安定にも効果的。

痔

孔最《こうさい》

手首からひじまでを3等分にしたときの3分の2のラインと、親指の付け根の延長線が交わる場所。

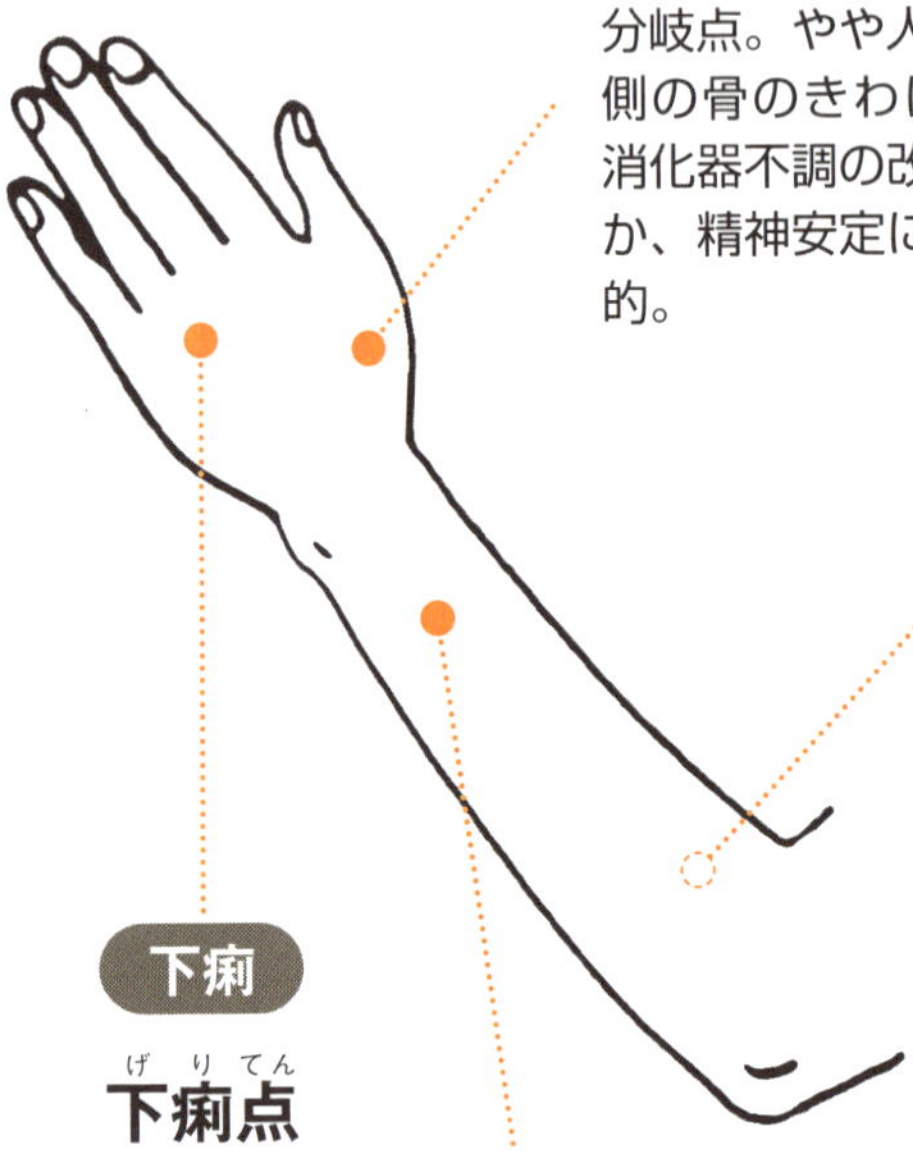

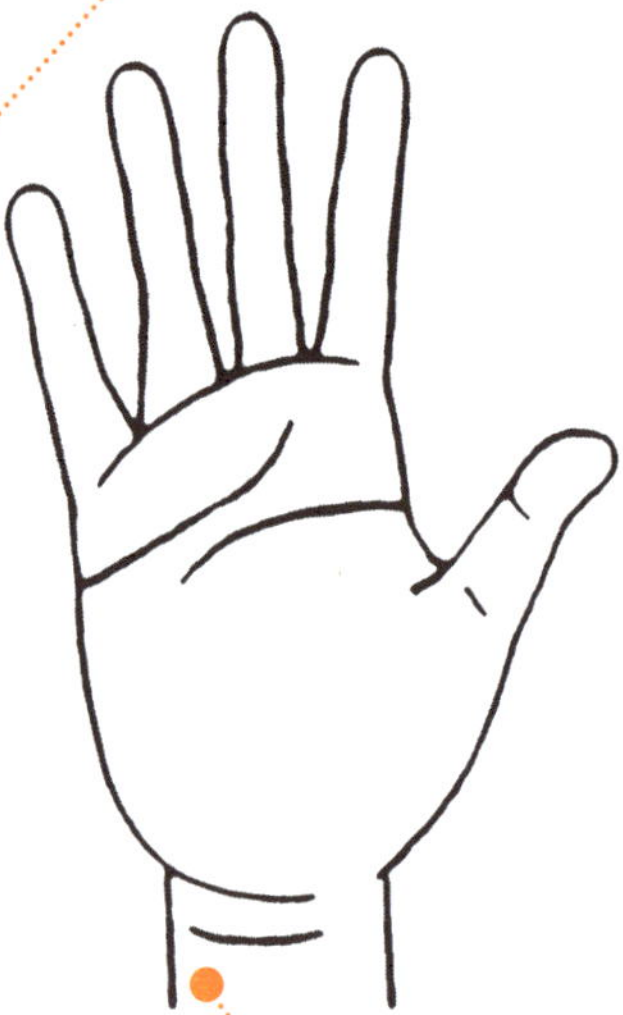

下痢

下痢点《げりてん》

手の甲の中指と薬指の骨が枝分かれする谷間部分。下痢にともなう急な痛みや便意をおさめる。

便秘

支溝《しこう》

手の甲側の、手首から指幅4本分の中央点。気の流れを整えて、便意をもよおす。

便秘

神門《しんもん》

手のひら側の手首の横じわの上にある。小指側の骨と筋のくぼみにある。不眠や動悸の軽減にも効果的。

＊ツボは体の左右対称の位置にある。◌は手足の内側にあるツボ。

背中のツボ

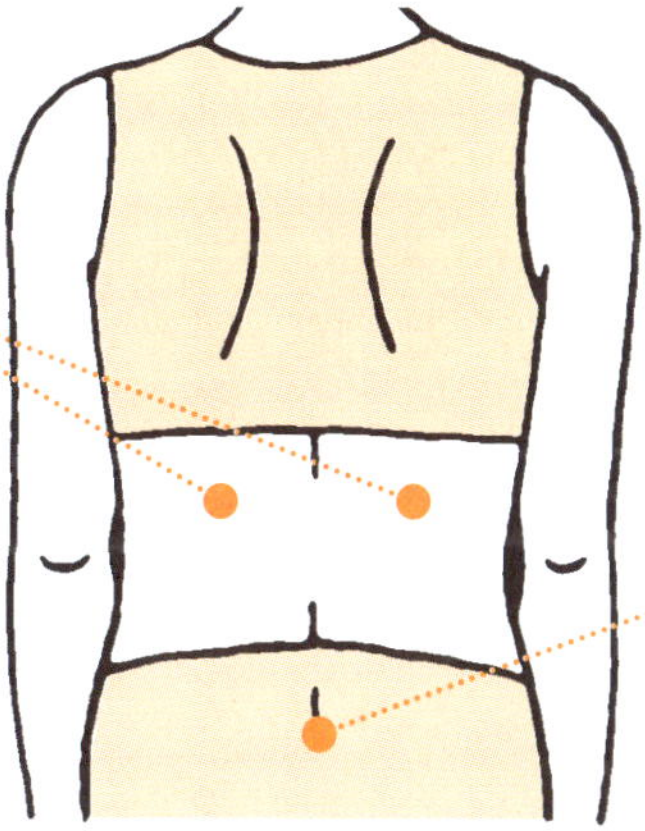

便秘

便秘点《べんびてん》

背骨から指幅４本分外側で、肋骨の下から指幅２本分下。大腸の働きを高める。

痔

長強《ちょうきょう》

肛門と尾骨の間のくぼみ。肛門周辺の血流を促進し、痔《じ》を改善する働きがある。

痔

承山《しょうざん》

ふくらはぎの真ん中（アキレス腱から筋肉に変わるところ）。血流を促し痔を改善する。

足のツボ

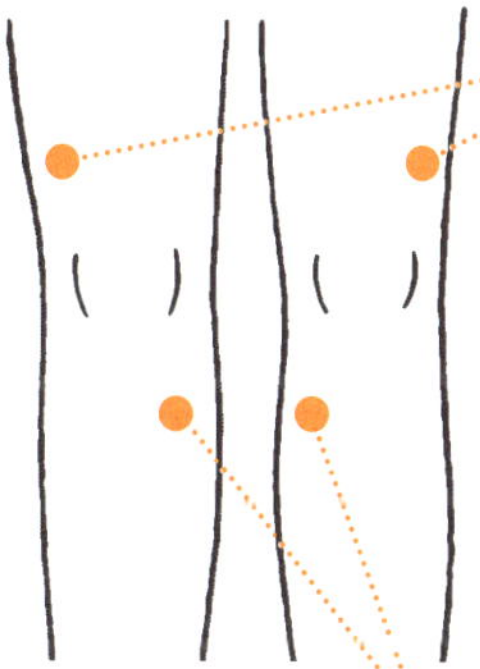

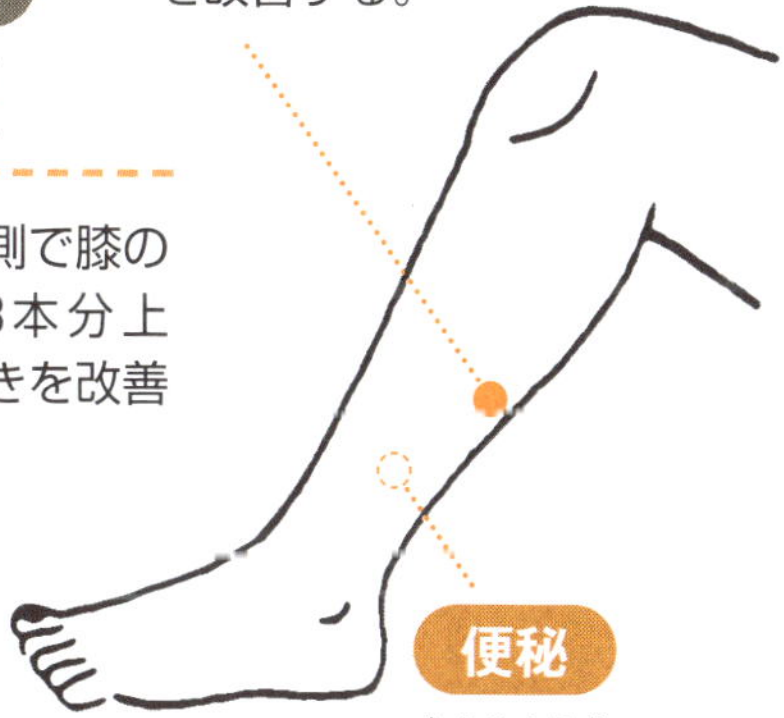

下痢

梁丘《りょうきゅう》

太ももの小指側で膝の皿から指幅３本分上側。胃腸の働きを改善する。

下痢

陰陵泉《いんりょうせん》

膝の皿から指幅４本分下で、すねの親指側。余分な水の流れを整えて下痢を改善する。

便秘

三陰交《さんいんこう》

内くるぶしの頂点から指幅４本分上側。消化器の不調のほか、冷えや女性の体調不良に効果的。

＊ツボは体の左右対称の位置にある。◌は手足の内側にあるツボ。

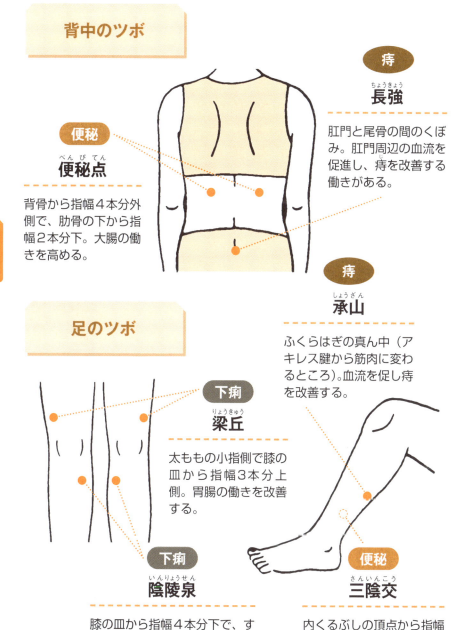

いぼ痔 切れ痔

あなたは運動不足？
今の運動習慣を見直す

いぼ痔《じ》と切れ痔の最大の敵は便秘といっても過言ではありません。便秘で強くいきむと、肛門に強い負荷がかかるからです。そのため、**便秘を改善しないかぎり、治療や手術をしても症状が悪化したり、再発したりすることになります。**

つまり、痔には便秘の改善が重要課題なのです。そのためには食生活の改善やストレスの解消、睡眠などの生活習慣の見直しが欠かせませんが、**なかでも重要なのが運動習慣を身につけることです。**

体を動かすことが少ないと、全身の血流が悪くなります。そのせいで肛門周辺の静脈のうっ血が促されてしまいます。また、運動不足だと腸の動きが低下するため、これも便秘の悪化につながります。

まずは、普段自分がどれくらい運動しているのかチェックしてみましょう。**運動量が不足している人は、10分間でも良いので運動する時間をつくりましょう。**

適度な運動は便秘の改善だけでなく、生活習慣病の予防・改善にもおすすめです。運動によって、血圧や血糖値などを良好な状態にコントロールする手助けにもなります。

また、運動には免疫力を高める効果やストレス解消にも効果があります。

あなたの運動量をチェック

START ＼＼ 自分と同じ○・×の組み合わせを選ぼう //

	タイプ1	タイプ2	タイプ3	タイプ4
1 日々の活動量をチェック！ 毎日合計60分以上歩いたり動いたりしている	○	○	×	×
2 運動習慣をチェック！ 1回30分以上の軽く汗をかく運動を週2日以上、1年以上続けている	○	×	○	×

- タイプ1 → すばらしい運動量
- タイプ2 → 同年代の同性と比べて歩くスピードが速い　YES → 十分な運動量／NO → 十分な運動量まであと少し！
- タイプ3 → 十分な運動量まであと少し！
- タイプ4 → 同年代の同性と比べて歩くスピードが速い　YES → 十分な運動量まであと少し！／NO → 運動不足

すばらしい運動量

望ましい運動量を大きく上回っている。一緒に楽しく体を動かす仲間を増やそう！

◎ 十分な運動量

望ましい運動量に達している。今より1日10分間多く体を動かすと、より健康的。

△ 十分な運動量まであと少し！

少し運動量が足りないよう。無理のない範囲で、今より1日10分間多く体を動かそう。

× 運動不足

運動量がかなり足りていないよう。まずは、いつどこで運動を取り入れられるか考えてみよう。

（厚生労働省『健康づくりのための身体活動指針〈アクティブガイド〉』より作成）

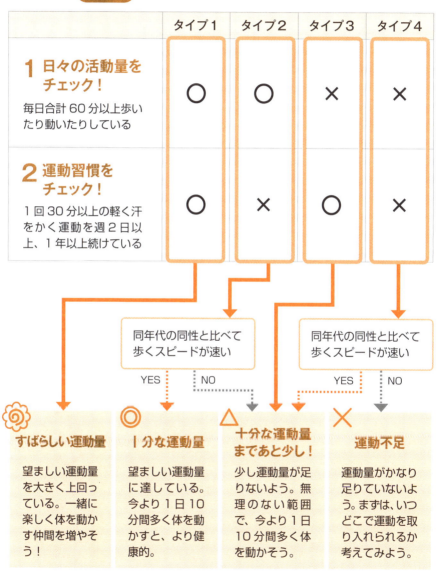

いぼ痔
切れ痔

運動の時間をつくらなくてOK
“ながら運動”から始めよう

これまで運動の習慣がなかった人が、いきなりハードなトレーニングをしてもなかなか続きません。筋肉や関節を痛めて、そのまま挫折というパターンもあります。

最初からあまり気負わずに、**普段の生活で意識して体を動かすことから始めると良いでしょう。**わざわざスポーツジムに行かなくても、**自宅やオフィスで気軽にできる“ながら運動”はたくさんあります。**

エスカレーターやエレベーターを使わずに階段を使ったり、足踏みやスクワットをしたり、早足や歩幅を広くして歩いたりするだけでも十分に運動効果があります。

屋外で“ながら運動”

意識的に歩く量や活動量を増やす。ひと駅分歩いたり、目的地まで少し遠回りするのも良い。

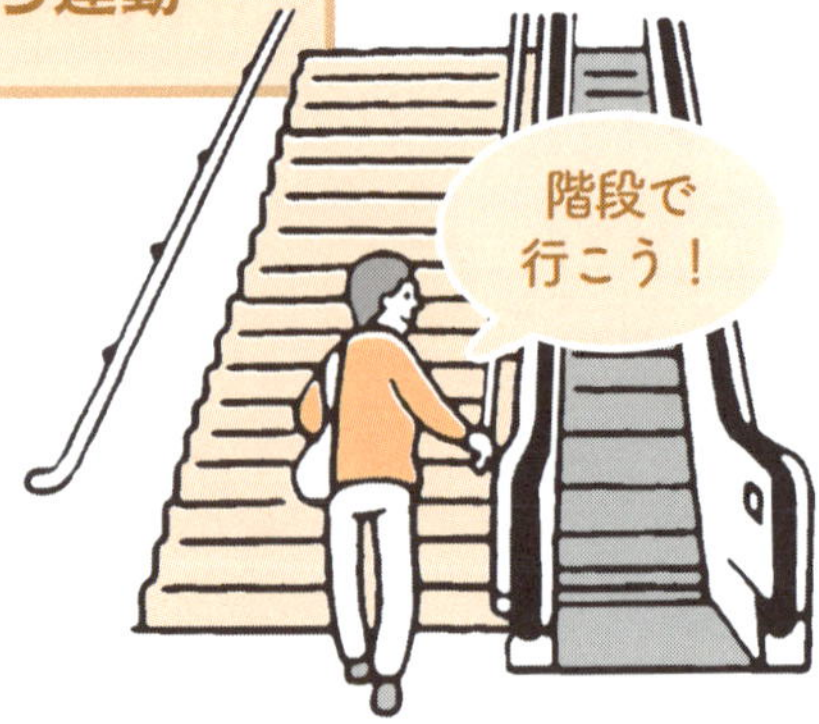

例

- エスカレーターより階段を使う
- 歩幅を広くして歩く

室内で“ながら運動”

イスに座ったまま体を動かせる。足踏み運動以外にも、「便秘改善トレーニング」で紹介した「座ったまま腹筋」（→ p74）などもおすすめ。

\\ 座ったままできる！ //

足踏み運動

イスの中心に座り、両足を肩幅程度に開き、背筋を伸ばす。膝を90度に曲げた状態で、右足と左足を交互に上げる。

1日
10～15分

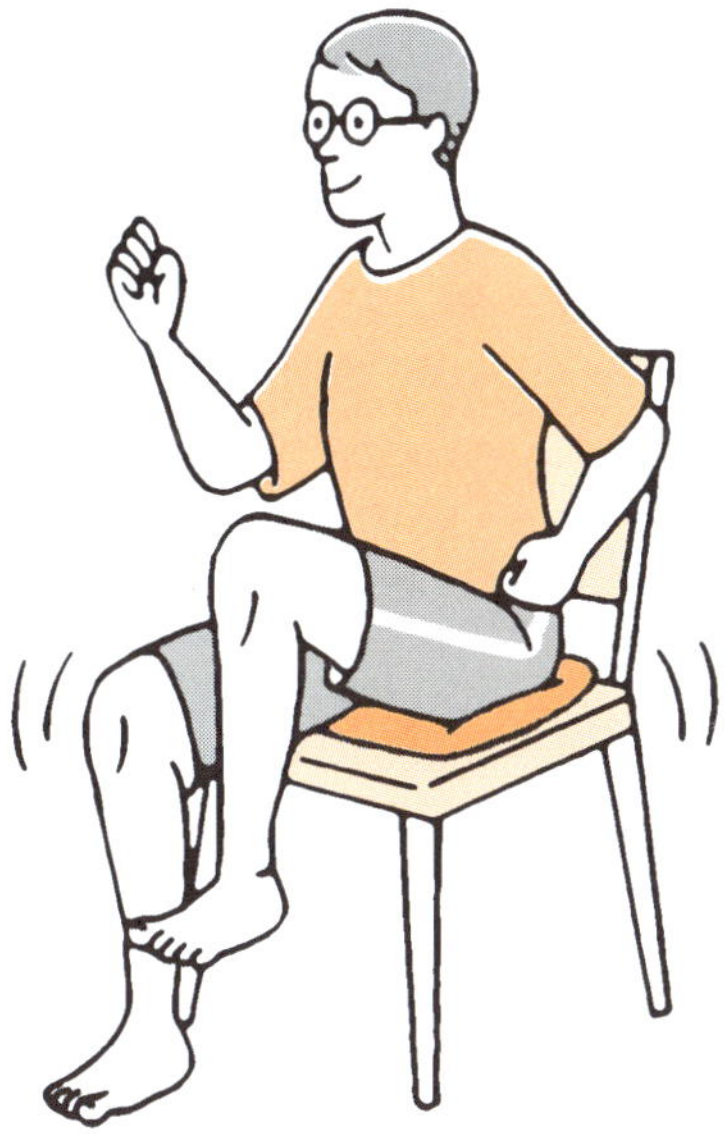

＊イスは安定したものを使用する。ローラーが付いたものや座面が回るものは避ける。痔用のクッションを使用しても良い。

\\ 寝ながらできる！ //

片足上げ運動

横になった状態で体を動かせる。レベルアップさせて、上げた片足を大きく回したり、あお向けに寝て、両足を上げたりなどを行っても良い。

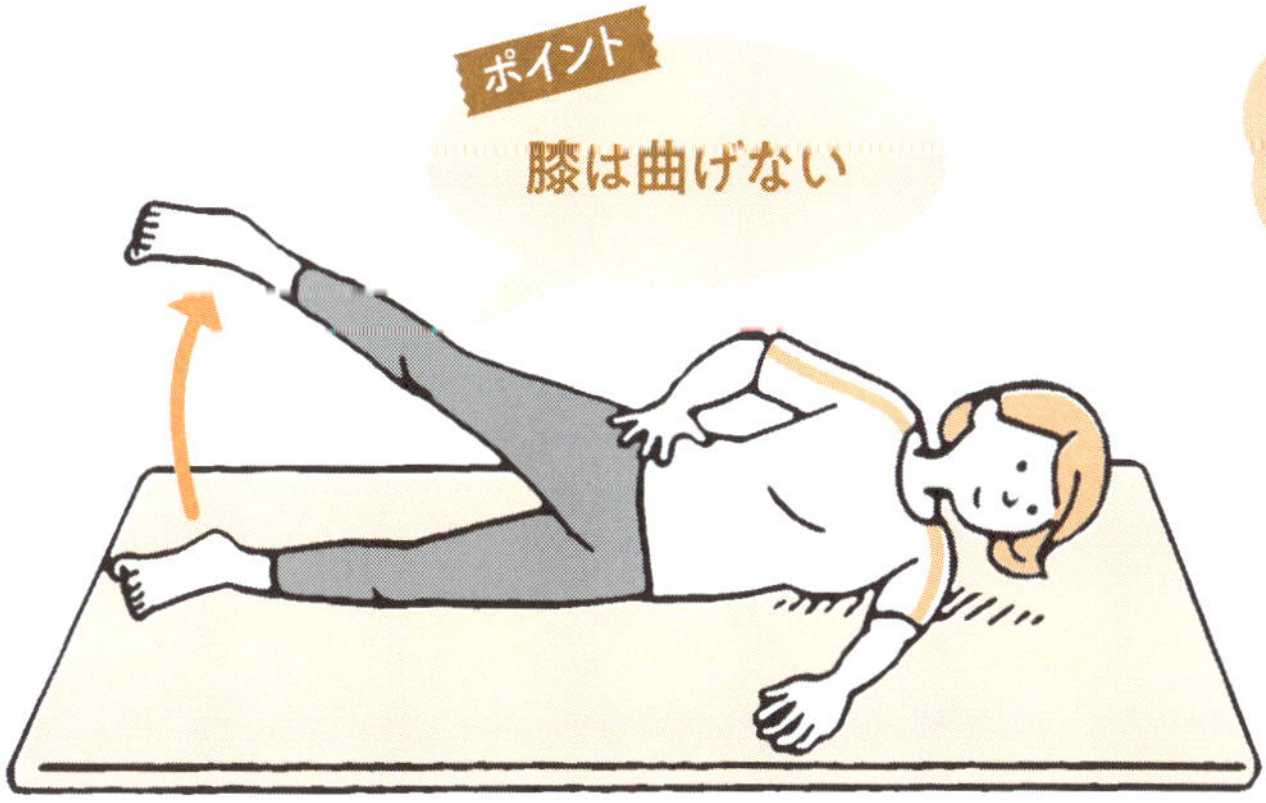

1日
10～15分

体と両足をまっすぐにして横向きになり、上側の手を腰にあてる。膝を曲げずに、上の足を持ち上げる。反対向きでも行う。

いぼ痔 切れ痔

1日10分以下でできる プチエクササイズ

体を動かすことに慣れてきたら、短時間のエクササイズに挑戦してみましょう。室内ウォーキングやエアなわとび、筋トレなど、**体調に応じて1日10分程度の運動がおすすめです。**最初から10分続けるのが難しい場合は、こま切れでもかまいません。朝、起きたときや食事の後、入浴前などのちょっとした隙間時間を運動にあて、体が慣れてきたら少しずつ時間を延長します。

なお、室内などの狭い場所での運動は転倒に注意して、すべりやすい場所ではマットなどを敷きましょう。また、運動の前後には忘れずに水分を補給してください。

p72~79のトレーニングもおすすめ

腹筋トレーニング

いきむ筋力を鍛えることで、スムーズに排便できるようになる。 →p72~75

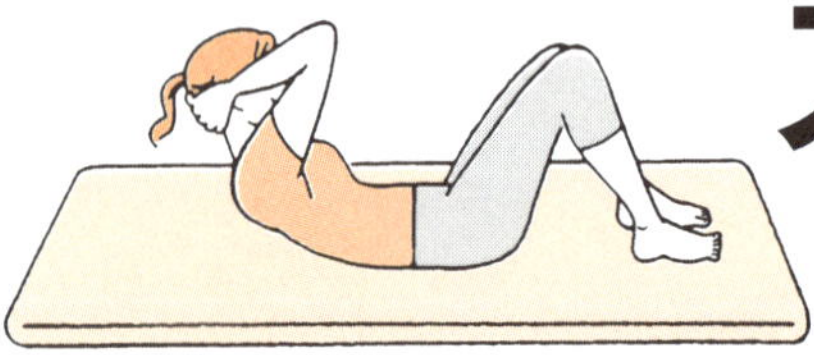

ヨガ

筋肉をほぐして血流を良くする。リラックス効果もある。 →p76~79

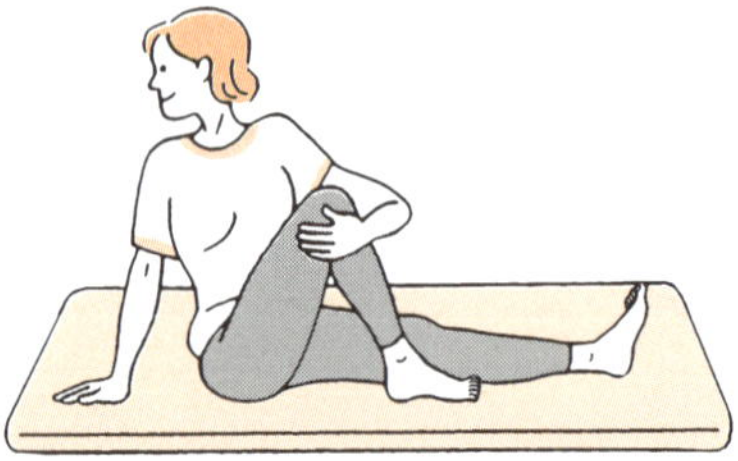

室内ウォーキング

両足を肩幅に開き、背筋を伸ばして立つ。リズムよく腕を振りながら、その場でウォーキングする。足を下ろすときはつま先から着地し、かかとまでしっかりと足の裏全体を使う。

＼＼ こんなバリエーションも ／／

- かけ足
- 足幅を広げて歩く

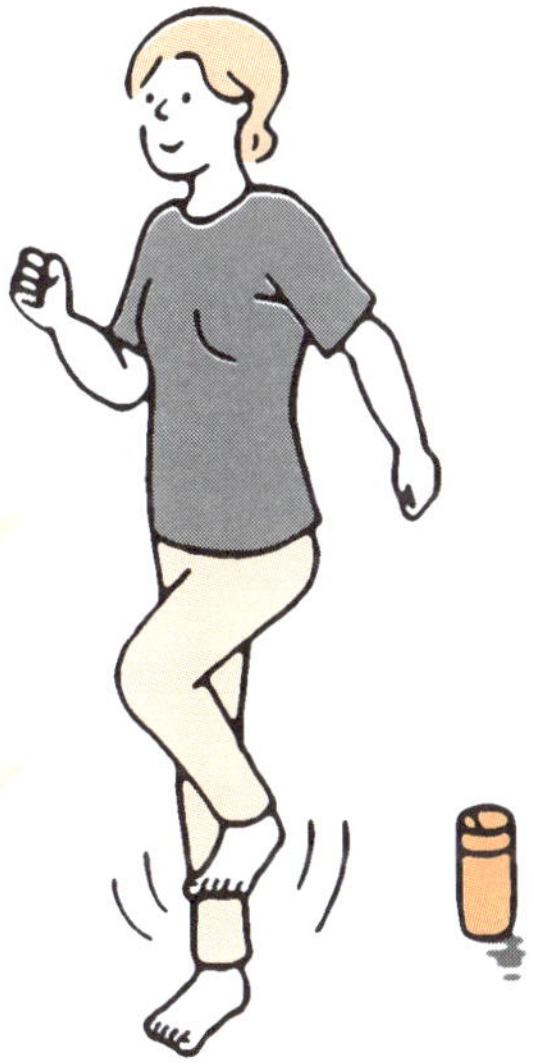

エアなわとび

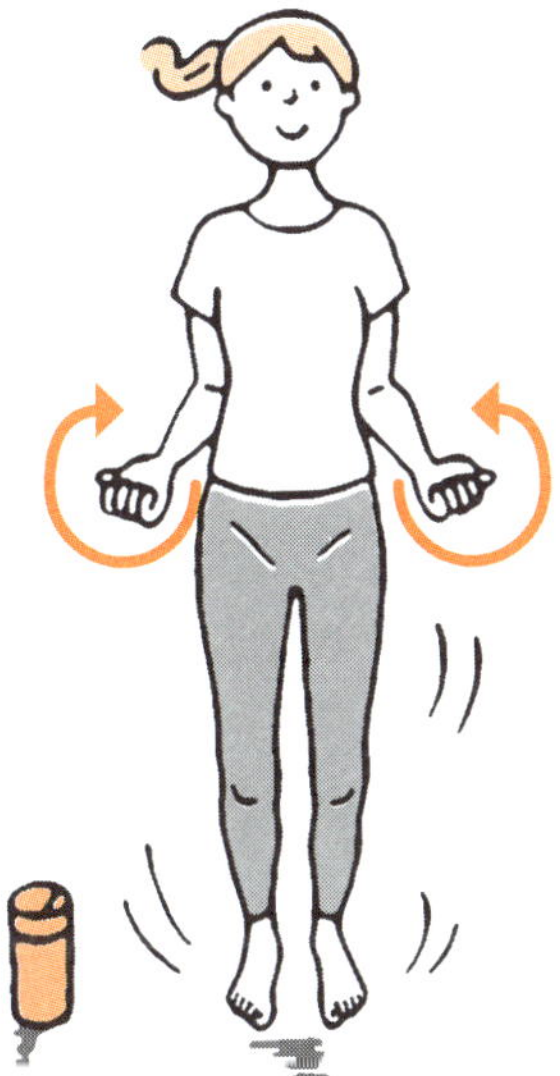

＼＼ こんなバリエーションも ／／

- かけ足とび
- 二重とび
- 片足とび

まっすぐに立ち、足を10～15cmの幅に開く。脇を締め、なわを持つようなポーズをする。なわを回す動作を行いながら、軽くジャンプする。つま先から着地することを意識する。自分のペースでリズムよくジャンプを続ける。

ラジオ体操やダンスで楽しくエクササイズ

音楽に合わせて行う運動はリズミカルで楽しい体験になる。また、地域の人々や家族、友人などの仲間と一緒に行うことで、楽しい雰囲気が生まれ、運動が続けやすくなる。

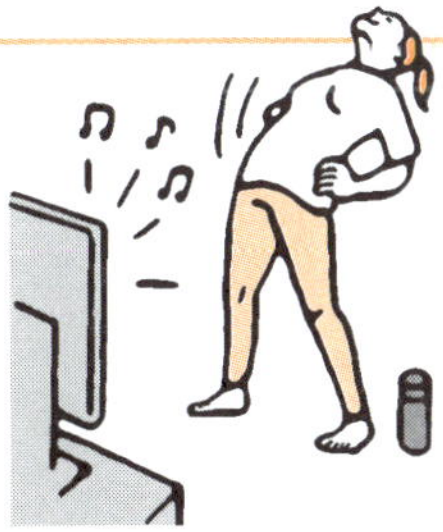

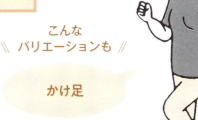

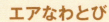

いぼ痔
切れ痔

運動を楽しく継続する
体を動かすことを趣味に！

こまめに体を動かす習慣が身についたら、もっと積極的に体を動かす生活にシフトしましょう。ウォーキングやヨガなど、運動の種類は自分の好きなものでかまいません。スポーツは基本的におすすめですが、あまり強くいきむような動作や体を冷やすもの、同じ姿勢を続けるものは休憩をはさみながら行いましょう（→p151）。

痔《じ》のセルフケアは長く続けることが大切なので、自分が楽しめるものを選びます。

また、ひとりでは挫折しそうなときは、スポーツジムやサークル活動に参加するなど、一緒に楽しめる仲間を見つけると良いでしょう。

趣味も兼ねた運動

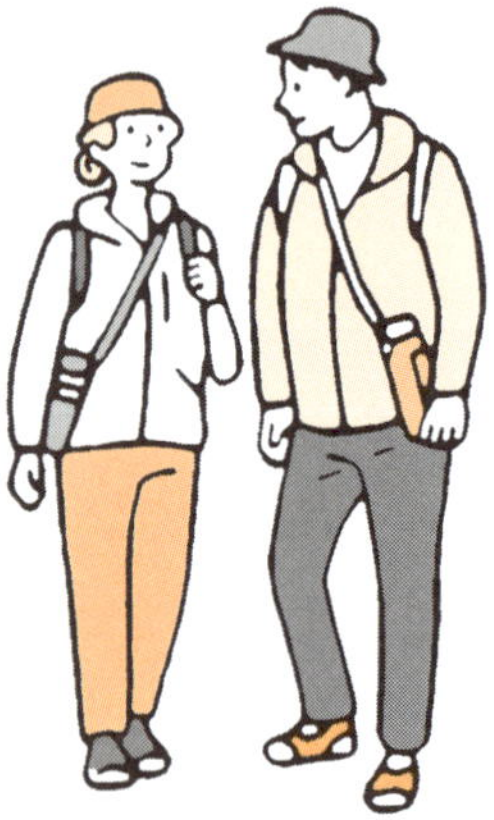

運動を趣味にすることで、楽しく継続しやすい。誰かと一緒に取り組んだり、以前やっていたものを再開したりするのも良い。

例
- ウォーキング
- ヨガ、ピラティス
- ハイキング
- 登山
- ランニング

スポーツの種類によっては注意が必要なものもある →p151

ウォーキングの基本

ウォーキングは誰でも取り組みやすくおすすめ。外の景色や新鮮な空気で気分転換にもなる。

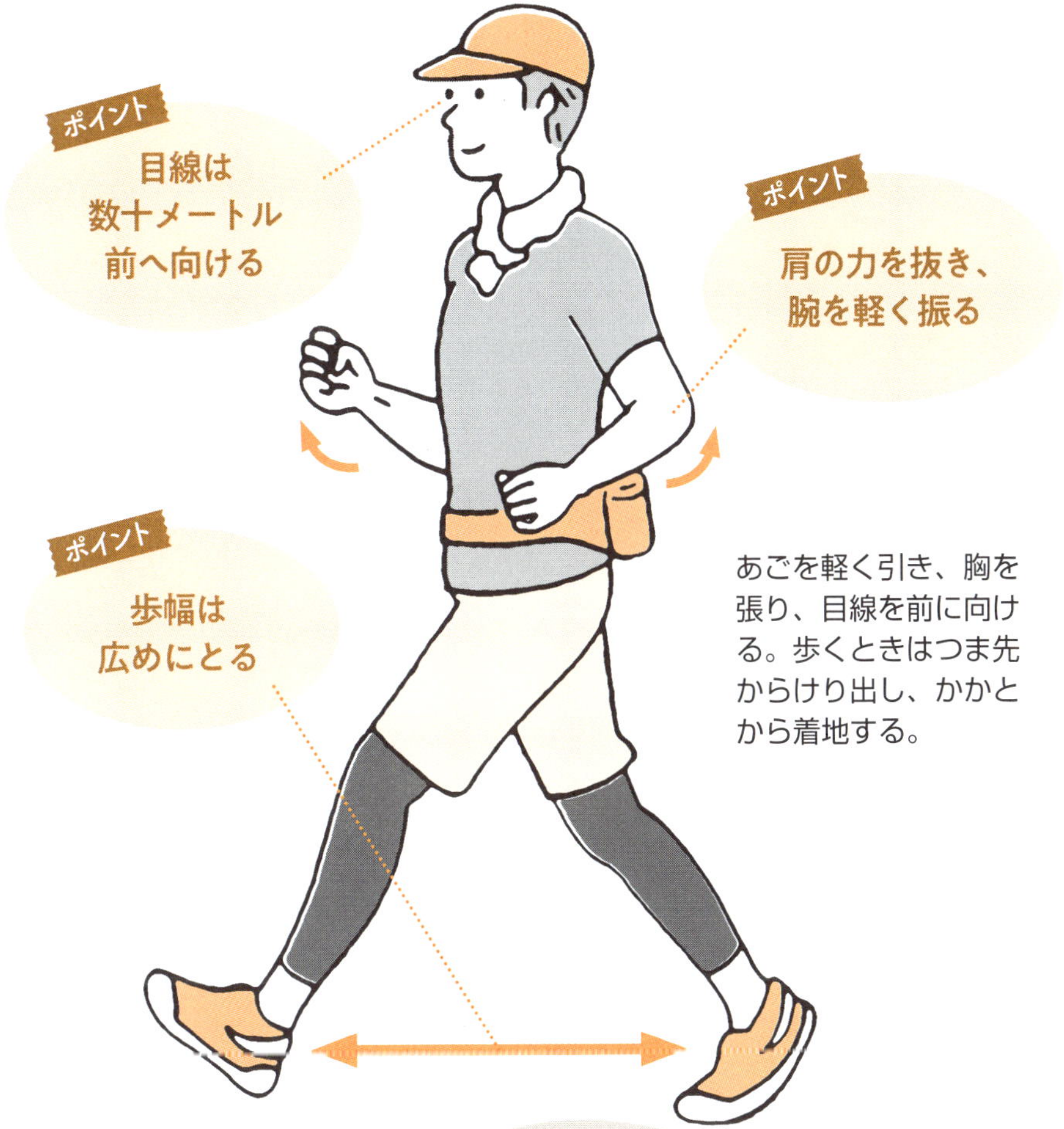
ポイント
目線は数十メートル前へ向ける
ポイント
肩の力を抜き、腕を軽く振る
ポイント
歩幅は広めにとる

あごを軽く引き、胸を張り、目線を前に向ける。歩くときはつま先からけり出し、かかとから着地する。

ウォーキング時の注意

ウォーキングの前後にはストレッチを行い、ケガを予防する。また、ウォーキング中は、適宜水分を補給して脱水症状を防ぐ。特に夏場や長時間のウォーキングの際は気をつける。

column2

多くの日本人が抱える ストレスも 痔の原因に

ストレスは万病の元といいますが、痔《じ》に関しても同様です。

ストレスを受けると、交感神経が優位になって腸の働きが悪くなります。その影響で便通が乱れ、便秘になったり、下痢になったりします。また、ストレスは血管を収縮させ全身の血流を悪くするため、肛門のうっ血を悪化させます。

さらにストレスがかかり続けると、心身の疲労から免疫の働きにも影響します。免疫が低下していると感染しやすく、体に炎症を起こさせます。これが肛門の粘膜で起これば、痔の症状を悪化させることになります。

現代社会ではストレスをゼロにすることは難しいので、少しでも軽減したり発散したりする工夫が必要です。

そのためにもベースとなる生活習慣を整えることが大切です。規則正しい生活を心がけ、睡眠時間を十分に確保します。1日3回の食事を決まった時間に摂れば、腸のリズムが整うので便秘の予防にもなります。仕事や家事で疲れやイライラがたまったら、休養をとり、好きなことをしてリフレッシュしましょう。適度な運動もストレス解消に効果的です。

第4章

今日からできる！

生活習慣改善アドバイス

いぼ痔 切れ痔 痔ろう

痔の発症・悪化の原因となる生活習慣をチェックする

生活習慣のどこを改善すべきか自分で確認する

痔《じ》になり、症状が悪化するときにはなにかしらの原因がありますが、ほとんどは日常生活で何気なくやっていることです。**痔をこれ以上悪化させないように、生活習慣を見直すことが大切です。**

痔のセルフケアを始める前に、左ページの表をチェックし、自分の痔の原因となる生活習慣をしっかりと把握しておきましょう。

ただ、なかには「大きな荷物を運ぶ仕事」「長時間車を運転する仕事」「同じ姿勢で接客する仕事」など、職業上の問題で悩んでいる人もいるかもしれません。仕方ないとあきらめて何もしなければ、これからも痔に悩み続けることになります。肛門を圧迫しないようにクッションを使う、隙間時間にストレッチをするなど、できることを少しずつ取り入れていきましょう。

ぜひ、96ページ以降の生活習慣改善のアドバイスを参考にしてください。

Dr.'s メッセージ

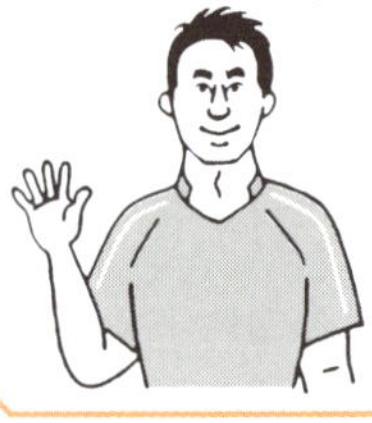

実は「香辛料」自体が痔を悪化させることはありません。消化されずに便で排出されるので、排便時に肛門を刺激し、痔の痛みが強くなるのです。

あてはまる生活習慣にチェック！

あてはまるものがあれば、それぞれの生活習慣の改善方法を実践しよう。

いぼ痔 の原因になる

□ 同じ姿勢を続ける	同じ姿勢で過ごすと血行が悪くなる。特に座りっぱなしでは肛門が圧迫されてしまう。→p146
□ 毎日入浴しない	血行不良は肛門のうっ血の原因になる。肛門周囲の不衛生がかゆみを引き起こすこともある。→p120
□ 運動不足	全身の血流が悪く、肛門周囲の静脈の血行も悪化するとうっ血の原因になる。→p84
□ 冷え	体が冷えると血管が収縮し、肛門周囲の静脈も血流が悪くなってうっ血する。→p118

いぼ痔・切れ痔 の原因になる

□ 便秘	排便時に強くいきむと肛門に負荷がかかる。便秘による硬く太い便は肛門を傷つける。→p102～
□ 便意をがまん	便意をがまんすることが習慣化すると、しだいに便意が起こらなくなり便秘を悪化させる。→p96

いぼ痔・切れ痔・痔ろう の原因になる

□ お酒をよく飲む	飲酒をすると下痢を起こしやすくなる。たびたび下痢になると肛門に負荷がかかる。→p116
□ 下痢	下痢による強い圧力で肛門に負荷がかかる。また、下痢便は粘膜の隙間に入り込んで感染・炎症が起こりやすくなる。→p112、114、116

⚠ 以下のことにも注意

お尻に負荷がかかる運動

瞬発力を要するゴルフやテニス、野球、格闘技、筋トレなどは強い腹圧がかかる。

お尻に負荷がかかる動作

しゃがんだり重いものを持ち上げたりする動作、中腰での作業なども肛門に負荷がかかる。

いぼ痔
切れ痔

便意のがまんは禁物。いきまず、長時間のトイレ滞在も避ける

便意を逃さず、すぐにトイレに行くことがカギ

便秘は痔《じ》の大敵です。便秘による強いいきみが肛門に負荷をかけてうっ血がひどくなったり、いぼが脱出したり、肛門が切れたりする原因になります。**そこで取り組みたいのが「排便コントロール」です。**

ポイントは、**便意をがまんしないこと**です。便意を感じたら、すぐにトイレに行きます。このタイミングなら、長時間トイレでいきまなくても比較的スムーズに便を出せます。便意をがまんするクセがつくとやがて便意を感じなくなってしまうので、タイミングを逃さないことが肝心です。

トイレに座る時間はできるだけ短くします。座っていきむ時間が長いほど、肛門に負荷がかかるからです。もし、残便感があっても座り続けるのはよくありません。一旦トイレから出て、次の便意を待ちます。

また、温水洗浄便座の水圧で肛門を刺激することも控えましょう。

Dr.'s メッセージ

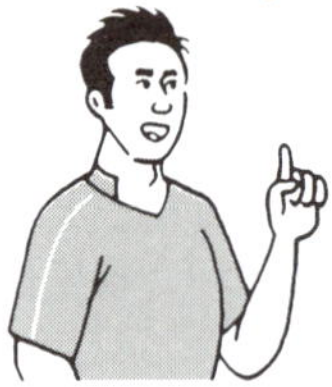

温水洗浄便座で肛門を刺激しながら排便をする人がいますが、依存性があるのでやめましょう。温水洗浄便座がないと排便できなくなってしまいます。

実はNGな4つのトイレ習慣

NG

強い力でいきむ

お腹に強い力を入れて腹圧をかけながら便を出すと、肛門には強い負荷がかかり、静脈のうっ血が悪化する。いぼ痔が肛門から脱出する原因にもなる。

NG

3分以上トイレに座っている

便が出ないからといって、いきみ続けると肛門に大きな負荷がかかり、痔を悪化させる。スマホや新聞をトイレに持ち込み、何分も座り続けるような習慣があるなら、すぐにやめる。

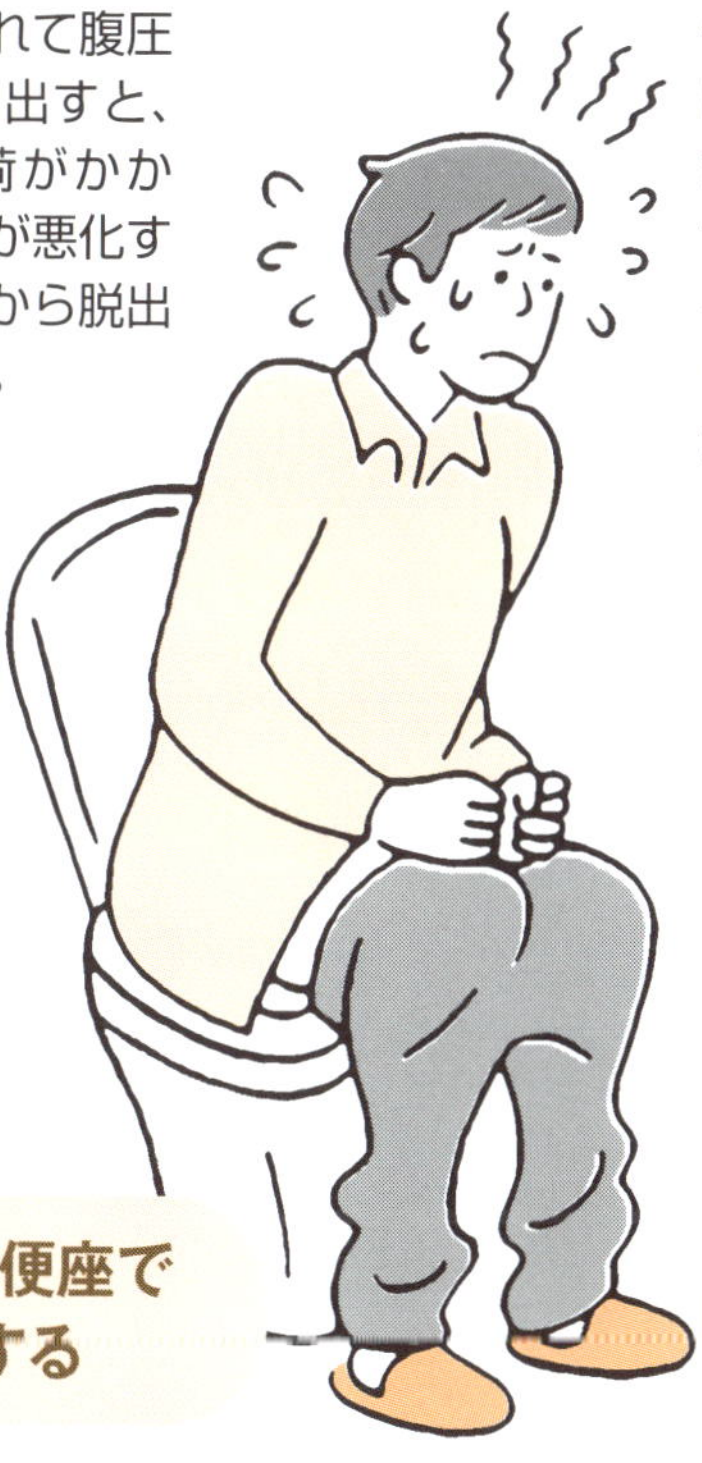

NG

温水洗浄便座で刺激する

便意をもよおすために、温水洗浄便座の水圧で肛門を刺激する人がいるが、これがクセになっていると、刺激がないと便意が起こらなくなってしまう。また、洗いすぎによる弊害もあるので注意する（→ p100）。

NG

便意をがまんする

便が直腸に到達すると、その刺激が脳に伝わり便意が起こる。ところが、便意をがまんするのがクセになると、しだいに腸から脳へ便意が伝わらなくなる。直腸に便がたまっているのに便意を感じず、便秘が悪化する。

いぼ痔
切れ痔

トイレでの基本姿勢を身につけ、スムーズに排便する

トイレでは肛門に負荷をかけない姿勢を心がける

普段自分がどんな姿勢で便座に座っているかを思い浮かべてみてください。例えば、**上体をまっすぐに起こして便座に座っている人は、直腸と肛門の角度がほぼ直角になるため、この角度では便が出にくくなります。**逆に、上半身を丸めてぎゅっと前かがみになっていきむ人もいます。この体勢も腹圧がかかりにくく、肛門に力がうまく伝わりません。

排便がスムーズに進まないと、トイレに座っている時間が長くなり、そのぶん肛門に負荷がかかります。

洋式トイレの場合、姿勢を少し変えるだけで排便がスムーズになります。**左ページのように、少しだけ前かがみになる姿勢をとると、直腸と肛門の角度が変わり、便が出やすくなるのです。**ただし、この姿勢でも3分ほどを目安にして、何分もトイレにこもらないようにしましょう。

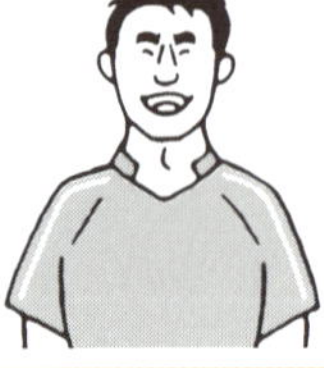

Dr.'s メッセージ

リラックスした状態なら、より排便しやすくなります。トイレ内を快適な気温に調節したり、フレグランスを置いたり、好きな音楽を流すのも良いでしょう。

正しい排便のポーズ

横から見たときに上体と足の角度が約30度になるイメージ。角度はあくまで目安なので、自分で上体の倒し方や台の高さを調節し、排便しやすい角度を探す。

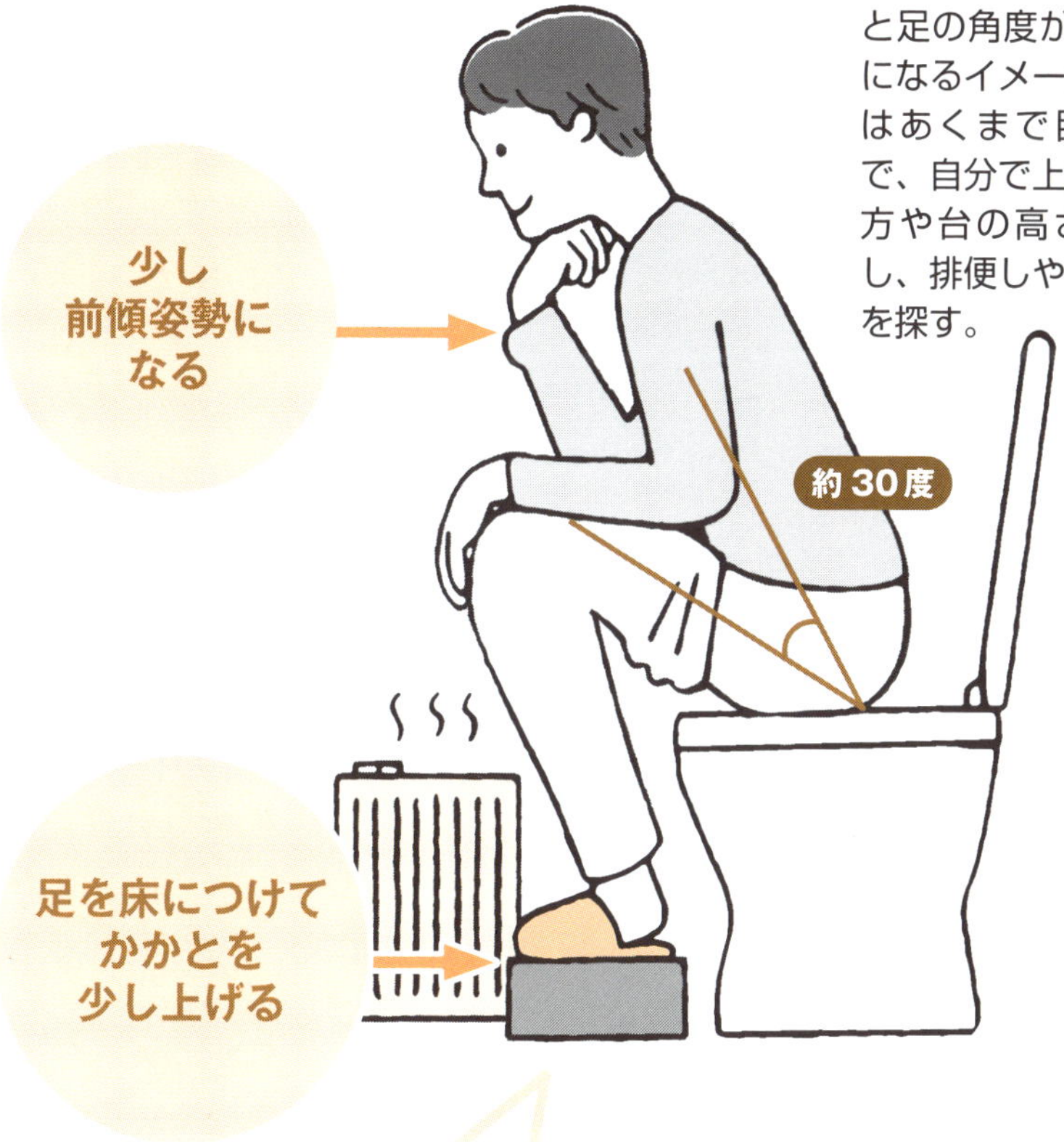

少し前傾姿勢になる
約30度
足を床につけてかかとを少し上げる

足を台に置くのも良い

20cmほどの高さの台に足を置くと、前にかがみやすくなる。専用の台も売られているが、お風呂のイスや子ども用のイスを使っても良い。

＼アドバイス／

暖房器具を使う

寒い時期、トイレは他の部屋より気温が低いことが多い。急激な温度変化に加え、排便時のいきみで血圧が急上昇し命にかかわることもあるため、トイレを温める。

（『うんトレ 誰にも言えないうんこのトラブル「すっきり解消！」ブック』を参考に作成）

いぼ痔　切れ痔　痔ろう

お尻の清潔は大切だが、やりすぎると逆効果に

洗いすぎによる弊害があることを知っておこう

痔《じ》があると、「肛門が不衛生になってはいけない」と神経質になりすぎてしまう人がいます。排便後に温水洗浄便座で肛門をきれいに洗い、さらに紙でゴシゴシ拭くのが習慣になっていることがよくあるようです。

確かに排便後は肛門を清潔にしておかなければなりませんが、やりすぎてはいけません。**排便後はトイレットペーパーでこすらずにそっと押しながら拭けばOKです**。トイレットペーパーだと硬くて、お尻を拭くのが辛いというときは、お尻拭きを使っても良いでしょう（→巻頭リストp．iv）。

下痢などで、どうしても汚れが気になるときは温水洗浄便座で洗浄します。このとき、**強い水圧で洗いすぎると、肛門の皮膚の皮脂膜や角質層のバリア機能が低下し、免疫力が落ちてしまいます**。そのために細菌やカビに感染しやすくなります。

Dr.'s メッセージ

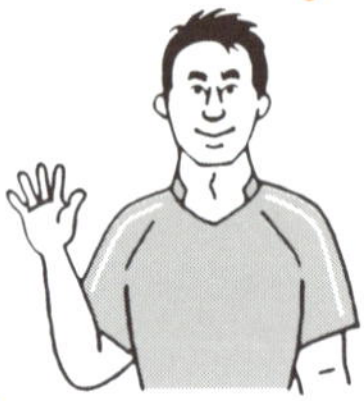

肛門は、便やおならが通るところ。常に菌がいるので、完全な清潔にするのは無理です。神経質になりすぎず、「便が拭き取れていれば良い」という心持ちでOKです。

過度な衛生・不衛生は避けて、やさしく洗う

〚 やってはいけない５か条 〛

- ✖ ゴシゴシ強くこすってお尻を拭く
- ✖ 温水洗浄便座を強い水圧で使用する
- ✖ 温水洗浄便座を長時間使用する
- ✖ 温水洗浄便座で、肛門を刺激することで便意を促す
- ✖ 拭き残しが多すぎるなど、お尻を不潔にする

〚 温水洗浄便座の正しい使い方 〛

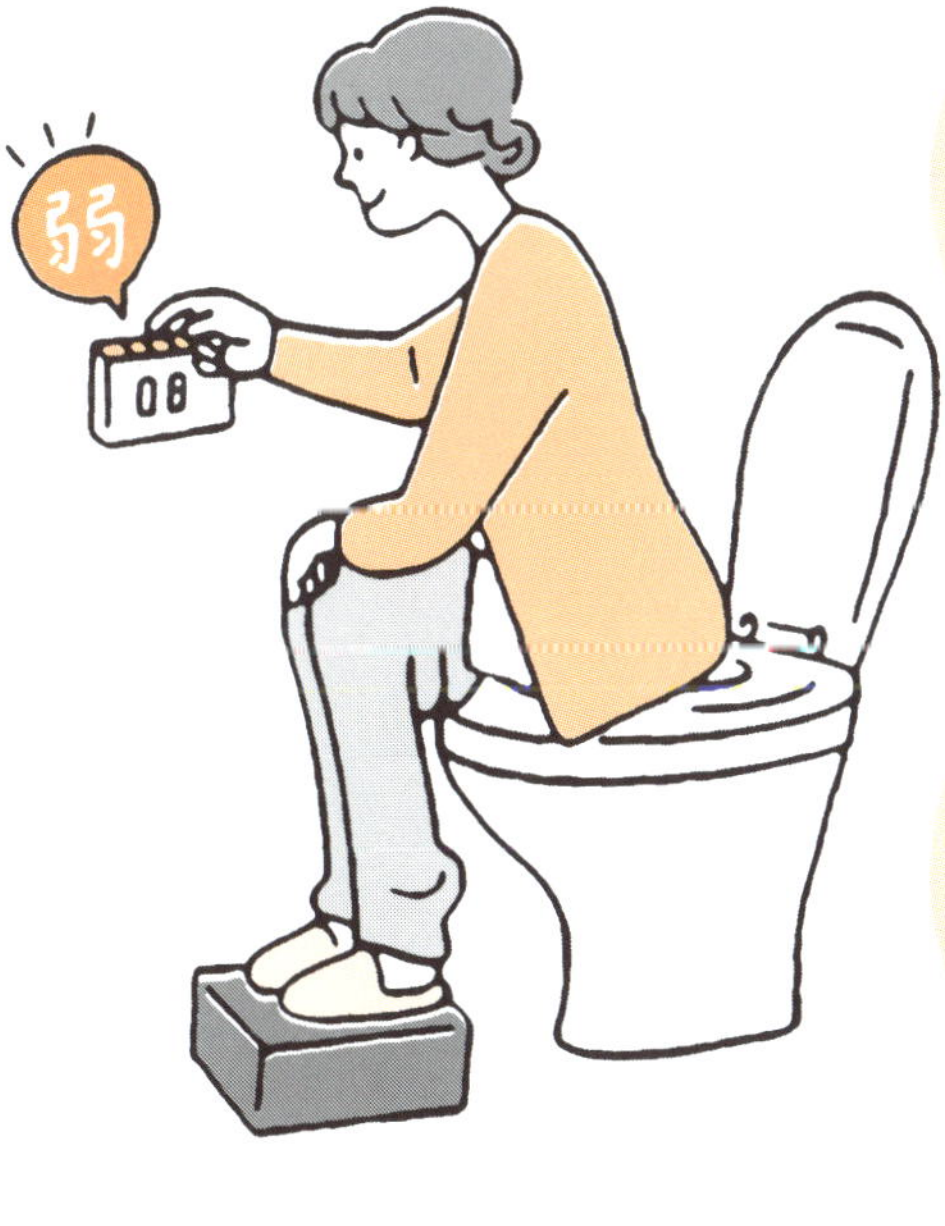

1 10 秒ほど弱い水圧で洗う

10秒ほど肛門をやさしく洗う。水圧は弱が良い。強い水圧や長時間の使用は、炎症やかゆみの原因になる。

2 “押し拭き”で水分を拭き取る

トイレットペーパーをお尻に押しあて、水分を吸収させるように拭く。こすらないよう注意する。

いぼ痔 切れ痔

生活リズムを整えると排便サイクルも整う

腸の働きを高めるには自律神経のバランスを整える

心臓や胃、腸などの臓器は特に意識しなくても自然に動く仕組みになっていますが、これはすべて自律神経の働きのおかげです。**自律神経には交感神経と副交感神経があり**、それぞれが優位になる状態がバランスよく切り替わることで全身の機能を正常に保つようになっているのです。

腸も自律神経によってコントロールされており、副交感神経が優位になると働きが活発になります。つまり、**腸の機能を正常に保ち、排便サイクルを整えるには、自律神経がバランスよく働くことが大切なのです。**

そのためには、できるだけ規則正しい生活リズムを守りましょう。起床・就寝の時間を決め、十分な睡眠時間を確保します。1日3回の食事は決まった時間に摂りましょう。これによって**腸の働きのリズムが整い、決まった時間に便意が起こるようになり、排便サイクルが整います。**

Dr.'s メッセージ

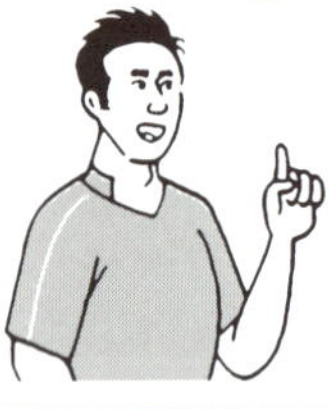

朝食は、腸の蠕動運動《ぜんどううんどう》のスイッチを入れる重要な役割。便秘が原因の痔に悩む人で、朝食を食べる習慣がない人は、ぜひ朝食を摂ってください。

1日の自律神経の働き

**この働きが崩れると
排便トラブルが起こりやすくなる**

過労などストレスが続いたり、睡眠不足や食事の時間が不規則だったりすると自律神経のバランスが乱れ、腸の働きにも影響が及ぶ。

●規則正しい生活リズムの例

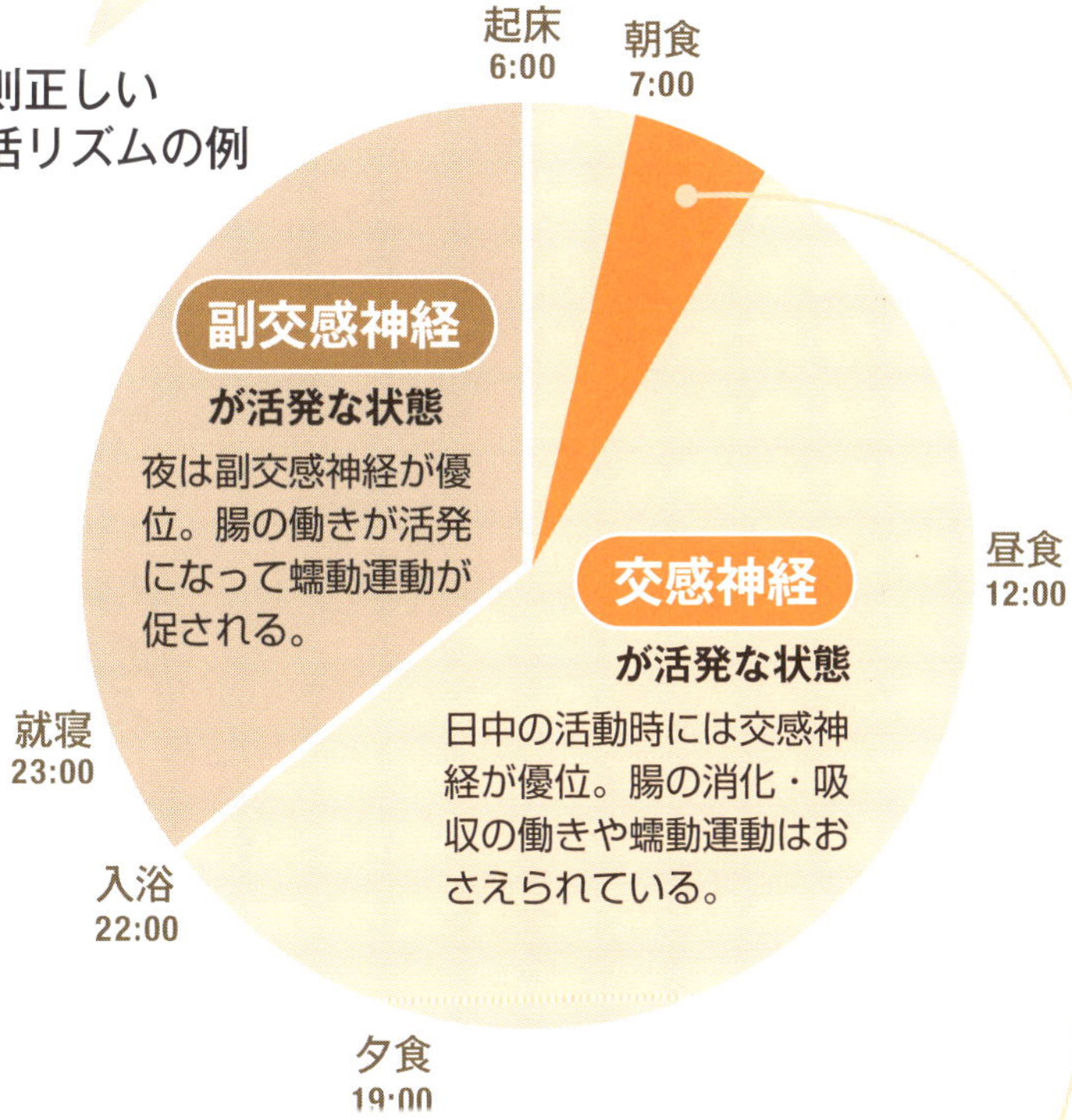

起床
6:00
朝食
7:00
昼食
12:00
夕食
19:00
入浴
22:00
就寝
23:00
副交感神経
が活発な状態
夜は副交感神経が優位。腸の働きが活発になって蠕動運動が促される。
交感神経
が活発な状態
日中の活動時には交感神経が優位。腸の消化・吸収の働きや蠕動運動はおさえられている。

**朝食後は
絶好のトイレタイム**

水分や食事を摂ることで、副交感神経が刺激され、腸の蠕動運動が活発になる。

排便のコツ

・起床時にコップ1杯の水を飲む
・朝食は必ず摂る

いぼ痔
切れ痔

成人は1日約2L、便秘の人は特に意識して水分を摂る

体の水分不足が便を硬くして便秘を悪化させる

いきみの原因となる便秘は、水分不足からも起こります。

通常、便と一緒に排出される水分量は200mLほどです。しかし、体が水分不足になると、便に含まれる水分はさらに減ってしまいます。しかも、便秘がある人は、直腸に便がたまっている間に便の水分がどんどん腸壁から吸収されるため、便の水分量が減ってしまいます。その結果、さらに便が硬くなり、出にくくなるのです。

スムーズに便を出せるようになるには、こまめな水分補給を心がけましょう。のどが渇いたら飲むのではなく、時間を決めて飲むのがポイントです。特に高齢者はのどの渇きを感じにくいので、意識して水分を摂りましょう。なお、心臓病や腎臓病の持病があり、水分摂取の制限がある場合は、医師の指示を守ってください。

Dr.'s メッセージ

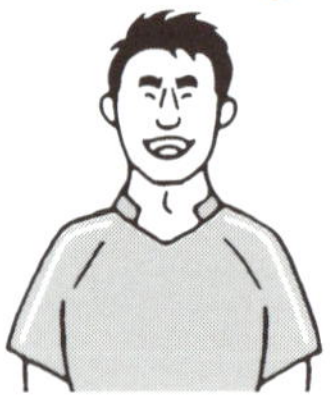

「のどが渇いた」と感じるときには、すでに軽い脱水症状が起こっている証拠。のどの渇きとは関係なく、定期的に水分を摂るように心がけましょう。

痔の人が水分を摂るときの注意点

1日1.5～2Lを目安に

汗をかいたときはさらに多めに摂る。冬でも暖房の効いた室内にいると、体内の水分が失われる。水分補給を意識する。

常温または少しぬるま湯で

冷たい水よりも常温か、ぬるめの水のほうが胃腸への刺激が少なく、吸収も良い。

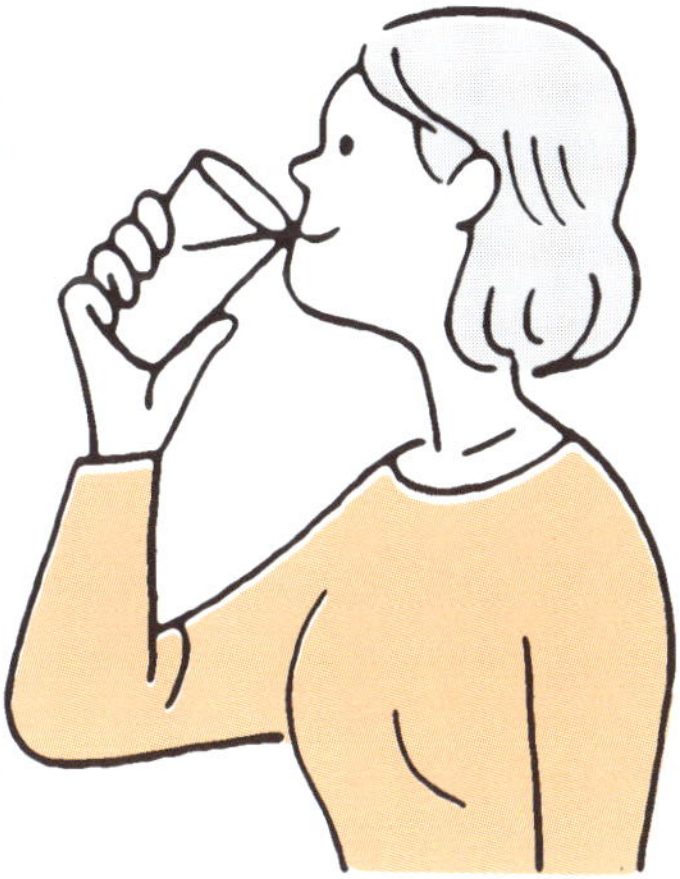

一気に飲まずこまめに

一度にがぶ飲みすると、すぐに尿として体外に出てしまう。こまめに少しずつ飲んだほうが吸収は良くなる。

カフェインはほどほどに

コーヒーでも水分補給は可能だが、利尿作用があるため、カフェインを摂りすぎないよう、1日3～5杯にとどめる。

〚 水以外でおすすめの飲み物 〛

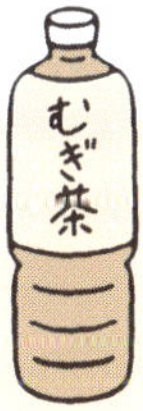

〈麦茶〉

麦茶はカフェインを含まないため、毎日の水分補給に適している。

〈ハーブティー〉

便秘解消に効果的な食物繊維（→p106）が豊富に含まれる。

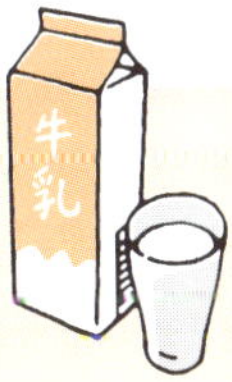

〈牛乳〉

善玉菌（→p110）を増やす効果がある。ただし、牛乳でお腹をこわしやすい人は注意する。

いぼ痔 切れ痔

便をつくるのに欠かせない食物繊維を豊富に摂る

食物繊維の種類を理解し、上手に摂取する

食物繊維は、糖質やたんぱく質、脂質などの栄養成分と違い、大腸で消化・吸収されずに通過します。つまり、そのまま便として出ていくため、食物繊維を多く摂ると便のかさが増します。また、食物繊維には水分を保持する働きがあり、便が硬くなるのを防いで排便を助ける効果もあります。**スムーズに排便できるようになるので、いぼ痔や切れ痔の人で、便秘改善が必要な場合は、特に意識して摂取してほしい栄養成分です。**

食物繊維には、水溶性食物繊維と不溶性食物繊維の2種類があり、それぞれ異なる働きがあります。便秘がある人には、便のかさを増やし、腸の蠕動運動《ぜんどううんどう》を刺激する不溶性食物繊維がおすすめです。ただし、よく下痢をする人が摂りすぎるとお腹が張り、下痢が悪化する原因になります。下痢をしやすい人は、腸への刺激が少ない水溶性食物繊維がおすすめです。

Dr.'s メッセージ

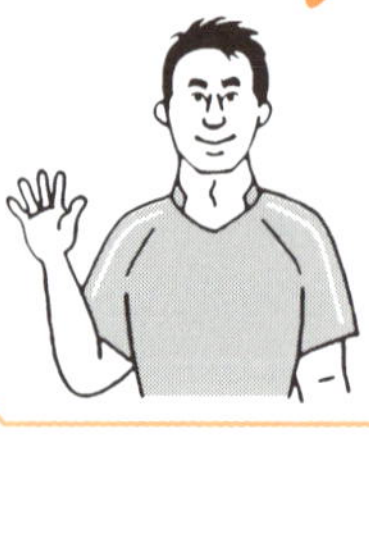

食物繊維を粉末状にしたサプリメントもあり、水やお茶に溶かして摂取できます。ドラッグストアやインターネットで購入できます（→巻頭リスト p. iii）。

2種類の食物繊維をバランスよく摂取

水溶性食物繊維

水に溶けてゲル状になる。腸への刺激が少ない。善玉菌を増加させ、コレステロール値を下げる。

●海藻類
ひじき、昆布、わかめ、もずくなど

●穀物類
大麦、ライ麦など

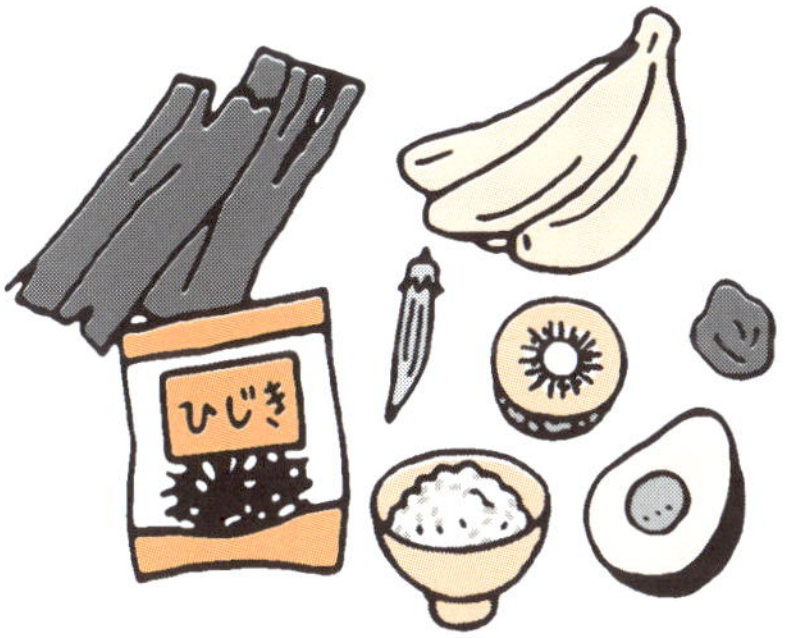

●果物類
ドライプルーン、キウイフルーツ、バナナ、りんごなど

●野菜類
オクラ、大根、アボカドなど

水溶性 不溶性
1 ： 2 のバランスで摂る

下痢の人は不溶性食物繊維の摂りすぎに注意する。

不溶性食物繊維

水に溶けにくく、便のかさ増しに役立つ。腸を刺激し、蠕動運動を促す作用もある。

●豆類
インゲン豆、おから、納豆など

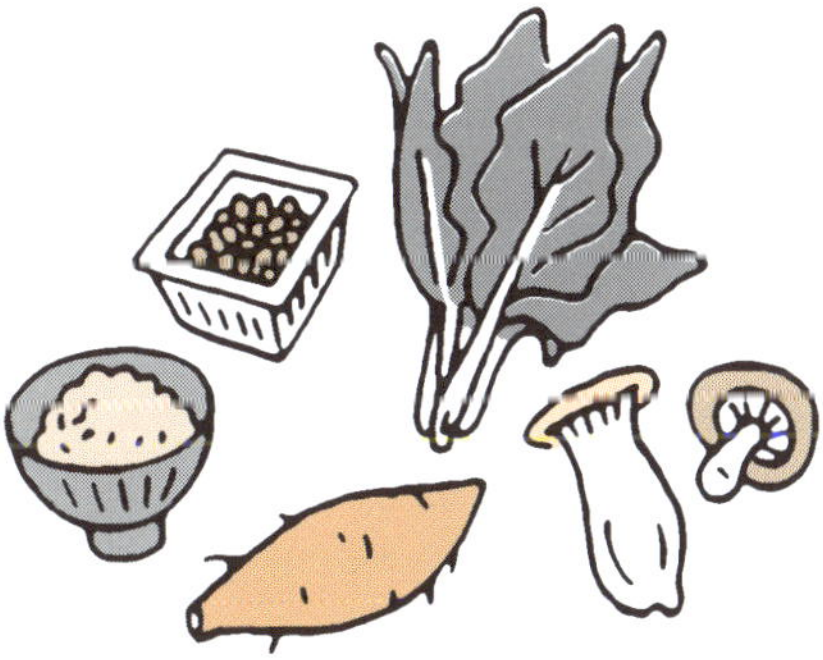

●野菜類
ほうれん草、ブロッコリー、かぼちゃ、ごぼうなど

●穀物類
玄米、そば、シリアルなど

●いも類
さつまいも、こんにゃくなど

●きのこ類
エリンギ、干ししいたけ、しめじ、えのきなど

食物繊維を多く摂る食事のコツ

野菜や豆、海藻など食物繊維の多い食材がよく使われる和食を積極的に選ぶ。水溶性食物繊維と不溶性食物繊維のバランスもとりやすい。

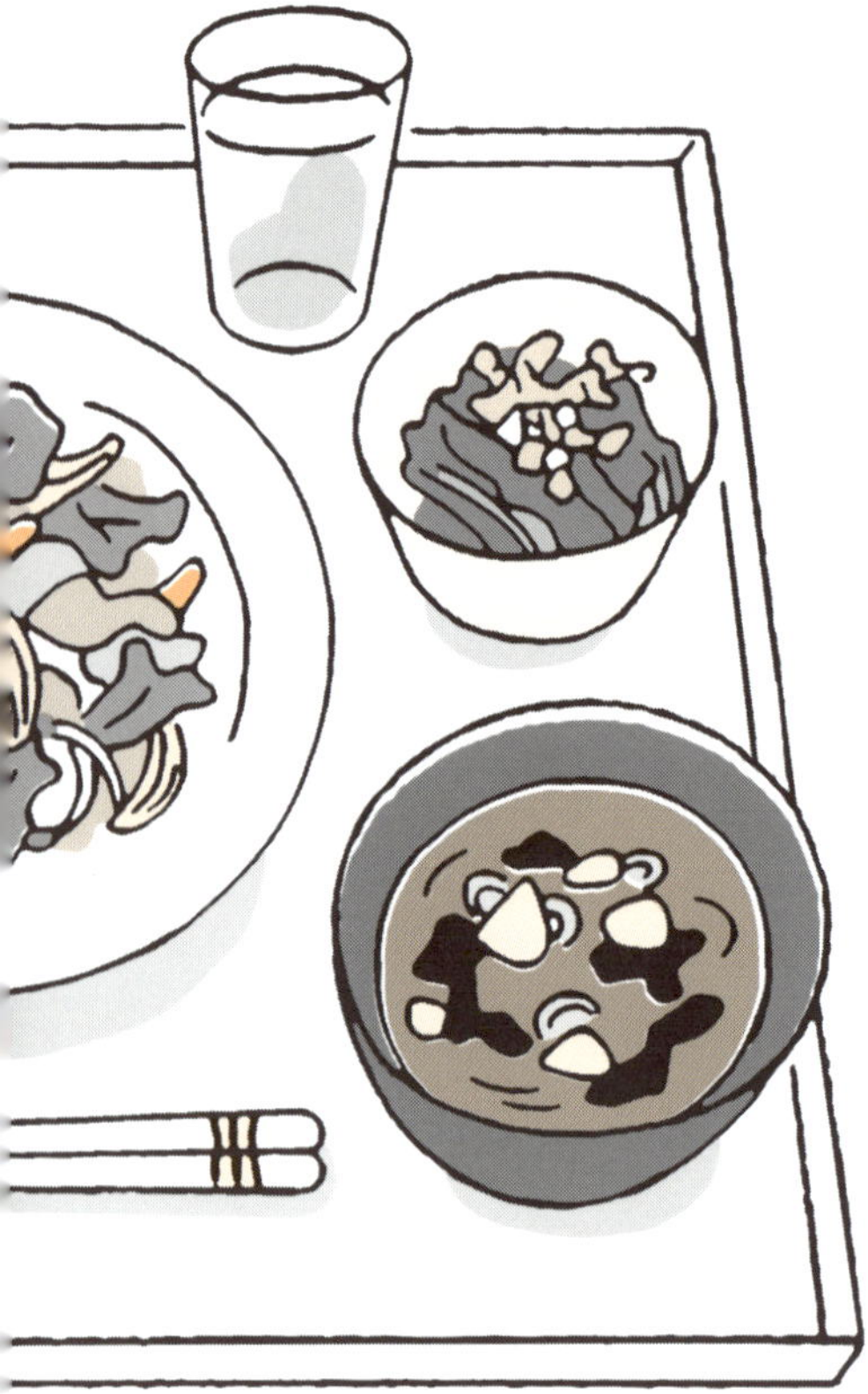

コツ1 野菜は加熱する

生野菜のサラダより、ゆでる・煮る・蒸すなどの加熱調理でかさが減り、量を摂りやすくなる。

コツ2 いもや豆、海藻、きのこを意識する

1日1回は、いも類や豆類、海藻類、きのこ類を摂るのが理想。毎日は難しくても、副菜やみそ汁などを追加するなど、意識的に摂取するように心がける。

アドバイス 外食やお惣菜などで食物繊維を多く摂るコツ

- 副菜やみそ汁を追加する
- 脂質が多い丼ものやパスタは避ける
- できるだけ野菜たっぷりのメニューを選ぶ
- 栄養成分表示を参考に食物繊維が多いものを選ぶ

コツ3 主食を工夫する

ご飯を白米から玄米や胚芽米に変えると食物繊維量が増す。押し麦などを加えても良い。

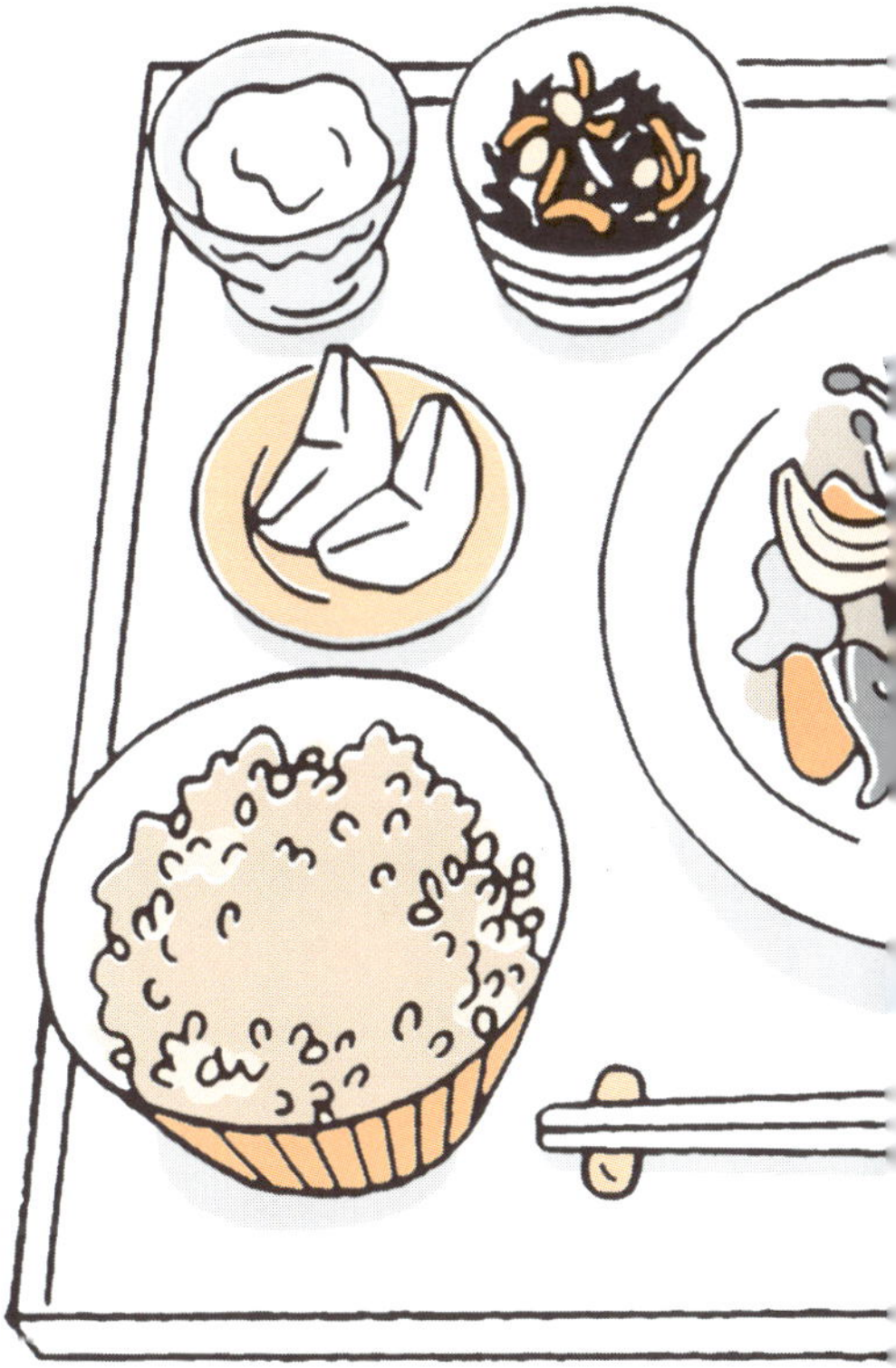

コツ4 デザートに果物を摂る

食物繊維に加え、果物の果糖には腸の蠕動《ぜんどう》運動《うんどう》を促す作用がある。便の水分保持の働きもある。

コツ5 適量の油は必要

油脂類は下痢を招くが、適量なら便秘の改善になる。脂肪酸の刺激で蠕動運動が活発になる。下痢の場合は、無理して摂らないこと。

間食でも食物繊維を摂ろう

スムージーやジュース

食事で野菜や果物を十分に摂れないときは、スムージーやジュースにして摂る。量を摂取しやすくなる。

ナッツやドライフルーツ

ナッツは食物繊維と脂質が多い。ドライフルーツは食物繊維が豊富で腸を刺激する。便秘に効果がある。

いぼ痔
切れ痔

腸内環境を整えてくれる善玉菌を増やす食品を摂る

腸の働きを改善するには善玉菌を増やすことが大切

人の大腸には、およそ100兆個もの腸内細菌が存在しています。これらの腸内細菌は、消化・吸収を助けて便通を良くする「善玉菌」と、便秘やガスの発生、腐敗物の貯留など悪い影響を及ぼす「悪玉菌」、そして腸の健康状態によって善玉菌・悪玉菌のどちらにもなりうる「日和《ひより》見《み》菌《きん》」の3つに分けられます。

いぼ痔・切れ痔の原因となる便秘や下痢を防ぎ、腸の働きを良好に整えるには、善玉菌の働きが不可欠です。腸内の善玉菌を増やすには2つのアプローチがあり、1つは善玉菌を多く含む食品を摂取すること。もう1つは、善玉菌を増やしたり、育てたりする働きがある食品を摂ることです。

普段の食事でこうした食品を積極的に摂ることによって腸内の善玉菌が増えれば、便通が良くなり、痔の症状が改善されやすくなります。

Dr.'s メッセージ

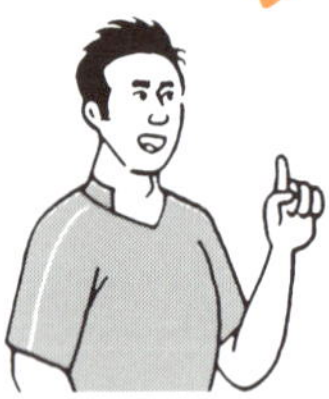

善玉菌を多く含む食品を「プロバイオティクス」、善玉菌を育てる働きがある食品を「プレバイオティクス」といいます。

善玉菌を増やし便通を良くする

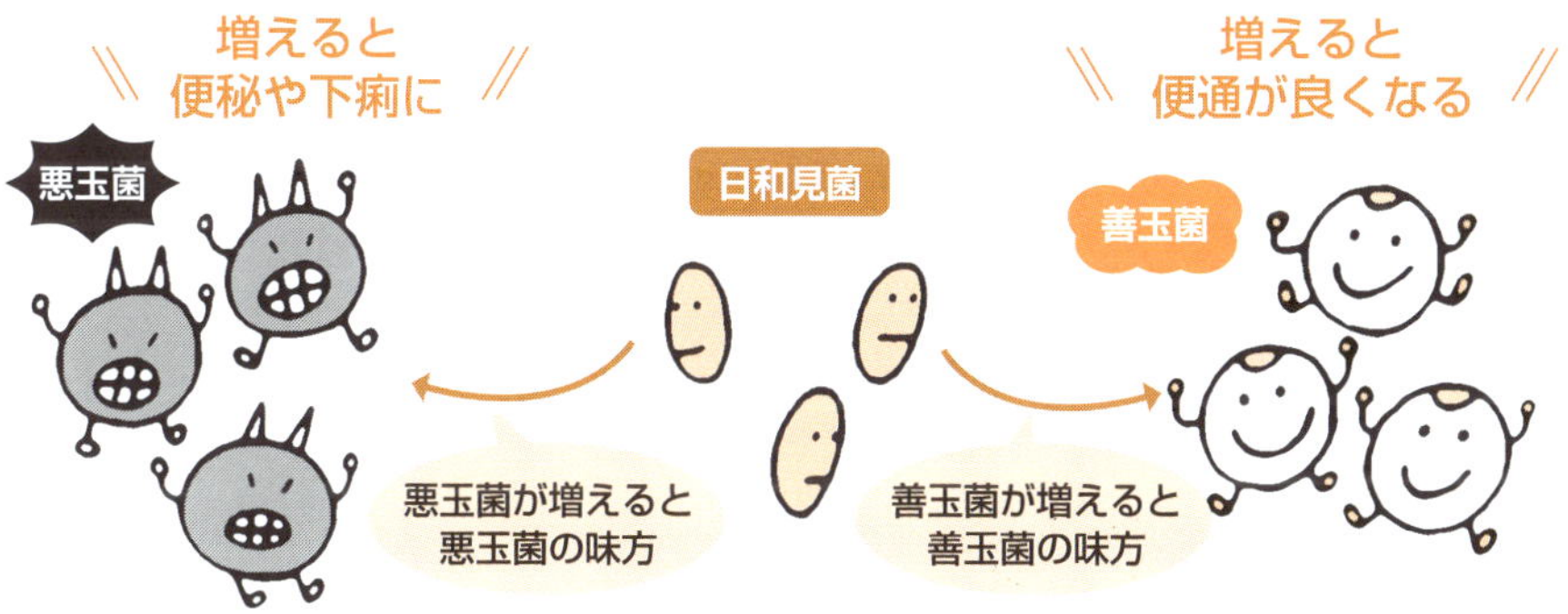
増えると
便秘や下痢に
増えると
便通が良くなる
悪玉菌
日和見菌
善玉菌
悪玉菌が増えると
悪玉菌の味方
善玉菌が増えると
善玉菌の味方

ウェルシュ菌、大腸菌、ブドウ球菌など。たんぱく質や脂質の多い食事、便秘で増殖する。

腸内細菌の約７割を占める。健康状態により善玉にも悪玉にもなる。

ビフィズス菌、乳酸菌、フェカリス菌など。腸内を弱酸性に保ち、悪玉菌の増殖を抑える。

〚 善玉菌を増やす食品 〛

善玉菌を増やす食品（プロバイオティクス）

乳酸菌や酪酸菌、麹菌などを使って作られた乳製品や発酵食品。

●乳製品

ヨーグルト、チーズ、ヨーグルトドリンク、乳酸菌飲料など。

●発酵食品

納豆、ぬか漬け、みそ、キムチなど。

善玉菌を育てる食品（プレバイオティクス）

善玉菌のえさとなる成分で、オリゴ糖や食物繊維（主に水溶性食物繊維）などが含まれる食品。

●オリゴ糖を多く含むもの

りんご、バナナ、はちみつ、たまねぎ、キャベツなど。

●水溶性食物繊維を多く含むもの ⇒p107

いぼ痔 切れ痔 痔ろう

ストレスは自律神経を乱して便秘や下痢を引き起こす

痔の原因にも多い〝ストレス〟とうまく付き合う

ストレスを受けると急にお腹が痛くなって下痢をしたり、便通が乱れて便秘になったりすることがあります。

脳と腸は、自律神経によってつながっており、ストレスが加わるとそれが脳に伝わります。脳の視床下部《ししょうかぶ》では自律神経の働きをコントロールしているため、その影響で自律神経のバランスが乱れてしまいます。すると副交感神経の働きが悪くなり、腸の働きが低下してしまうのです。

便秘・下痢は、いぼ痔《じ》・切れ痔の発症や悪化の原因になります。また、下痢便は歯状線《しじょうせん》の肛門陰窩《こうもんいんか》に入り込みやすく、細菌感染を起こして痔ろうになる可能性も高まります（↓p53）。

ストレスをできるだけためこまずに上手に発散し、副交感神経を優位にして腸の働きを良くすることが、痔の改善には欠かせません。

Dr.'s メッセージ

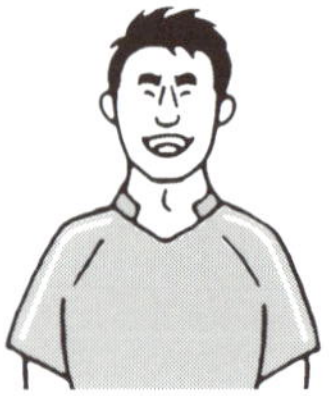

リフレッシュをしたり、受け止め方を変えたりすることで、ストレスは軽減できます。しかし、過度なストレスの原因からは無理せず離れることも考えましょう。

心身ともにリラックスし、自律神経を整える

〚 深呼吸の仕方 〛

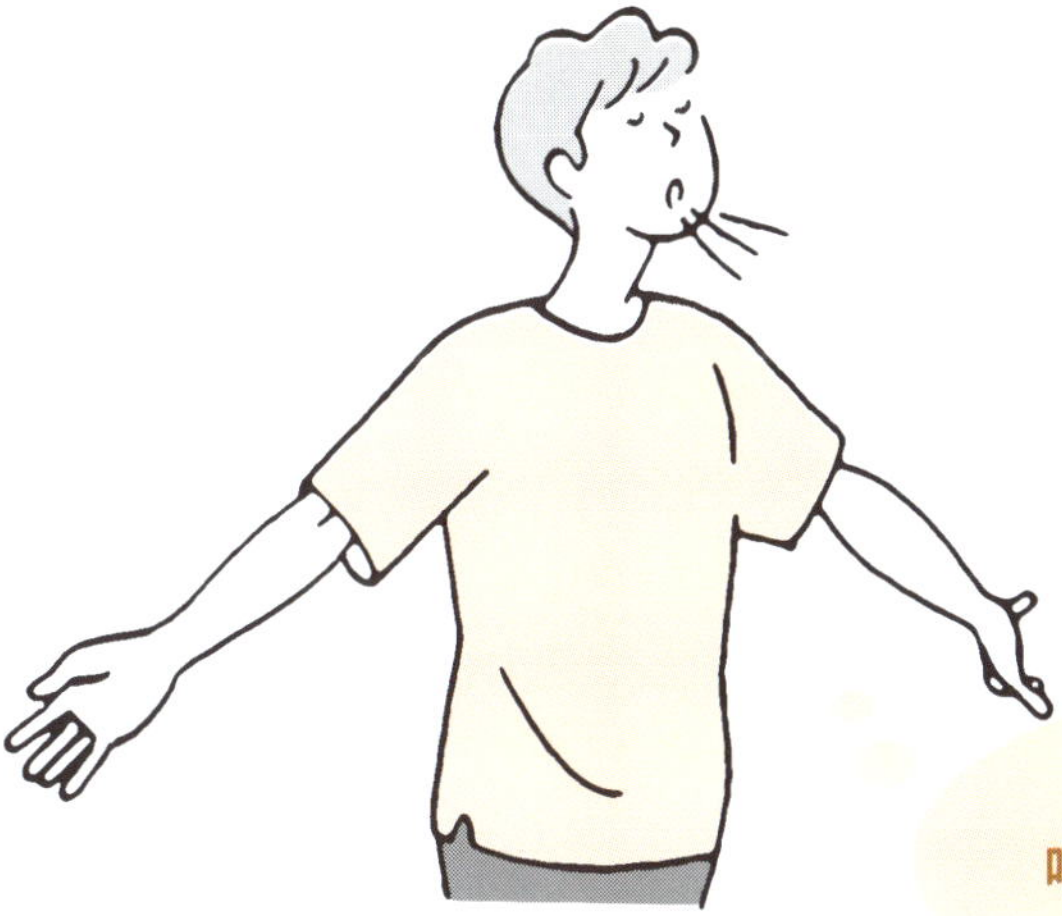

1 ゆっくりと息を吸いながら、全身の筋肉を十分に伸ばす。

2 ゆっくりと息を吐きながら伸ばした筋肉をもとに戻す。

3 1と2を繰り返す。

体を動かさず、
呼吸をするだけでも
効果がある

〚 心身のリラックス方法 〛

趣味や好きなことに没頭する

日常のストレスを忘れて気分転換を図る。趣味で得られた達成感が自信につながることもある。

お風呂にゆっくりとつかる

副交感神経が優位になり、リラックスできる。痔ろうの症状で腫れがある場合は、入浴は避ける。

親しい仲間とおしゃべり

何気ないことでも抱え込まず話すと気持ちが明るくなる。違う視点の意見が得られることもある。

気持ちを書き出してみる

もやもやを全部紙などに書き出してみる。自分の今の状況を客観的に見られるようになる。

いぼ痔　切れ痔　痔ろう

質の良い睡眠をたっぷりとる。不眠があるなら改善を

睡眠不足や夜更かしが自律神経の働きを乱し便秘・下痢に

日中の活動時には交感神経が優位になり、休息時や夜眠っているときは副交感神経が優位になっています。規則正しいリズムで生活していれば自律神経のバランスは整いますが、睡眠不足や夜更かしが続くとそのバランスが大きく乱れることになります。特に働き盛りの人や子育て中の人は慢性的に忙しく、睡眠不足に陥りがちです。**自律神経が乱れると、腸の働きに悪い影響が出て、痔の大敵である便秘・下痢になりやすくなります**。

ベストな睡眠時間には個人差がありますが、朝起きたときに〝ぐっすり眠れた〟という満足感が得られるような睡眠を目指しましょう。

睡眠の質を高めるには、**朝日を浴びたり、湯船につかったりして、交感神経と副交感神経がきちんと切り替わるような生活を心がけます**。改善しないときは、医療機関で睡眠導入剤を処方してもらうのも一つの方法です。

Dr.'s メッセージ

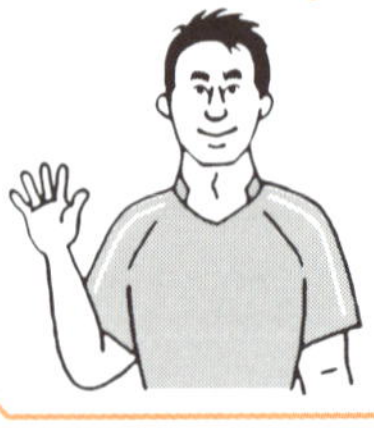

現代ではスマートフォン（スマホ）が睡眠不足の大きな要因です。ブルーライトで体内時計が乱れ、機器を操作することで脳が活性化して寝つきが悪くなります。

自律神経を整えぐっすり眠る

〖 良い睡眠の条件は「量」と「質」〗

量

睡眠時間が6～8時間とれている

必要な睡眠時間は人によって異なるが、基本的に毎日6～8時間を確保できるようにする。

＋

質

「よく眠れた」という感覚がある

起床時、休息感があるかどうか。下のアドバイスで自律神経を整え、深い眠りを目指す。

〖 睡眠の満足感を高めるコツ 〗

朝

起きてすぐ朝日を浴びる

朝日を浴びると自律神経が整い、自然と夜に眠くなる効果が期待できる。

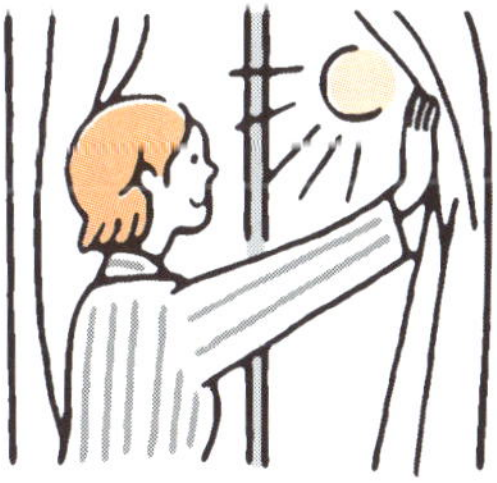

夜

シャワーだけでなく湯船につかる

温かいお湯につかることで、副交感神経が優位になり、リラックス効果が得られる。ストレスの軽減にも効果がある。

就寝前はできるだけスマホを見ない

ブルーライトで体内時計が乱れたり、スマホを操作することで脳が活性化したりして寝つきが悪くなる。

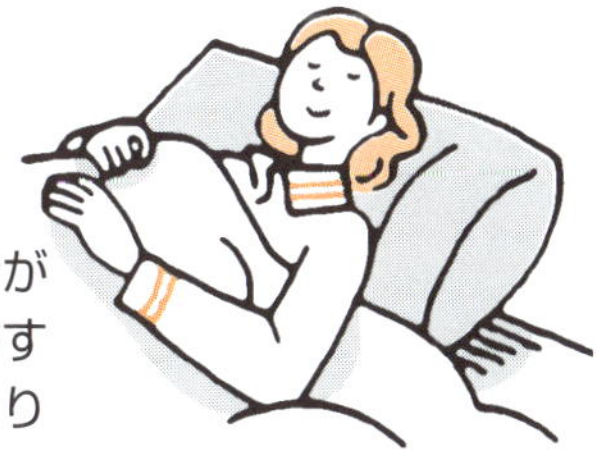

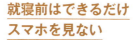

（厚生労働省『健康づくりのための睡眠ガイド2023』より作成）

いぼ痔　切れ痔　痔ろう

自分が下痢を起こしやすい食べ物を把握し、注意する

下痢も痔には大敵。お腹の調子に合わせて食べる

痔《じ》がある人は便秘と同様、下痢にも注意が必要です。**普段から下痢をしやすい人は、何を食べるとお腹の調子が悪くなるのか把握しておきましょう。**特に注意が必要なのは、左ページに挙げた食べ物です。その他にも、生の魚介類や生肉などによる食中毒にも注意しましょう。

食事に関係なく下痢が続く場合は、過敏性腸症候群（ＩＢＳ）や炎症性腸疾患（ＩＢＤ：潰瘍性大腸炎《かいようせいだいちょうえん》とクローン病）などの**消化器の病気が原因の場合もあります**。肛門周《こうもんしゅう》囲《い》膿瘍《のうよう》や痔ろうがある人には、これらの病気が関係していることもよくあるので、一度精密検査を受けてみると良いでしょう。

消化器の病気がなくても、ストレスによって下痢をしやすい人も多いです。ストレス解消のためにお酒を飲みすぎて下痢になるというパターンもありますが、痔の悪化を防ぐにはこうした暴飲暴食もやめましょう。

Dr.'s メッセージ

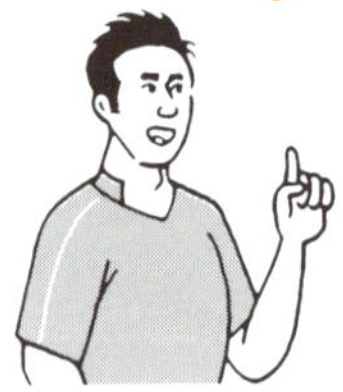

旅行中（特に海外旅行）は、油っこいものや香辛料、お酒を摂る機会が多く、下痢になりやすいです。がまんはしてほしくありませんが、食べすぎには注意を。

下痢を起こしやすい食べ物に注意

油っこいもの

油を多く使用した食品は、消化に時間がかかり、腸に負担がかかる。揚げ物(天ぷら、フライ)、中華料理などは控える。

不溶性食物繊維が多いもの

消化が悪く、腸を刺激して蠕動《ぜんどう》運動《うんどう》を促すため、下痢が悪化してしまう。食べるときは少量から始める。

香辛料

唐辛子やからし、わさび、カレーなどは、胃で消化されずに腸を刺激するため、控えたほうが良い。

冷たいもの

アイスクリームやかき氷、氷の入った冷たい飲み物などは腸を冷やして刺激するので控える。一気に大量に摂るのは危険。

牛乳・乳製品

乳製品は乳糖を含むため、乳糖不耐症がある人は消化できず、下痢をしたり、お腹が張ったりしやすい。

アルコール

アルコールによって腸の水分の吸収が悪くなるうえ、アルコール飲料の水分が加わることで、下痢をしやすくなる。

いぼ痔

外出先や自宅でも工夫して冷え対策をする

体が冷えると肛門のうっ血が悪化してしまう

寒い時期には手足の先が冷たくなります。これは血管が収縮して血行が悪くなっているからです。同じように、腰周りを冷やすと肛門の静脈も収縮して血流が悪くなります。**そのために肛門がうっ血していぼ痔《じ》ができやすくなったり、すでにできているいぼが大きくなったりします。**

また、お腹を冷やすと下痢をしやすくなります。下痢も痔には大敵です。痔の人、お腹が弱い人は普段から冷えに気をつけなければなりません。冷え対策というと冬場だけだと思われがちですが、夏場でも冷房で冷えることがあります。**季節を問わず、冷え対策をしておくと安心です。**

室内はもちろん、職場や外出先などでも体を温める工夫をします。できるだけ全身を温めるようにすると、血行が促されて効果がアップします。特に、入浴や運動は全身を温めるのに最適です。

Dr.'s メッセージ

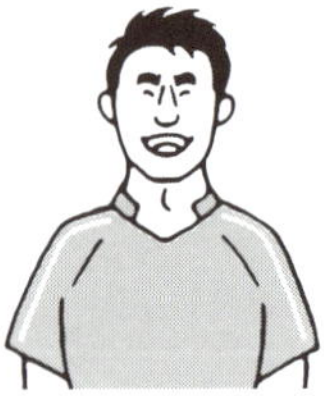

ウィンタースポーツをした後に、急激に肛門がうっ血し血栓性外《けっせんせいがい》痔核《じかく》（→p45）になる人もいます。それくらい冷えは大敵なので、しっかりと対策をしましょう。

体全体をしっかりと温めよう

外出先で

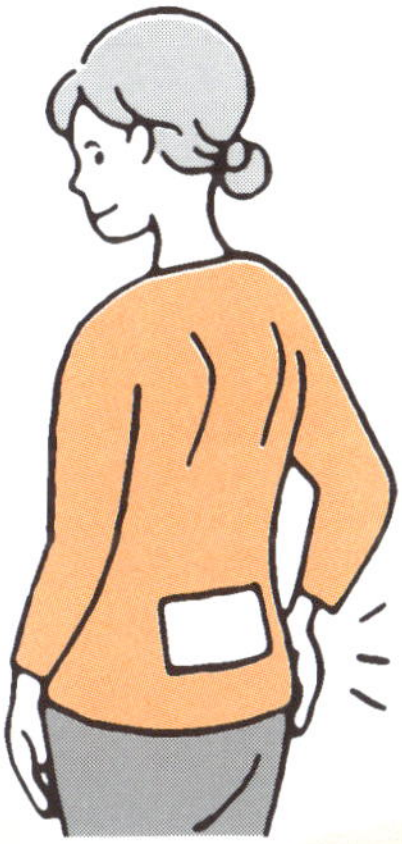

カイロ

腰にカイロを貼り、肛門周辺の血流を促進する。

座布団・イスカバー

お尻に直接触れるイスの座面が冷たくならないようにする。

こまめに体を動かす

30分～1時間に1回は立ち上がったり体を伸ばしたりする。

温かい飲み物

白湯《さゆ》、ホットミルク、スープ、ハーブティーなどで体の内側から温める。

暖かい服装

夏でもカーディガンやストールを持ち歩き、体温調節ができるようにする。

自宅で

入浴

シャワーだけでなく湯船につかる。座浴やシャワーマッサージも効果的（→p121）。

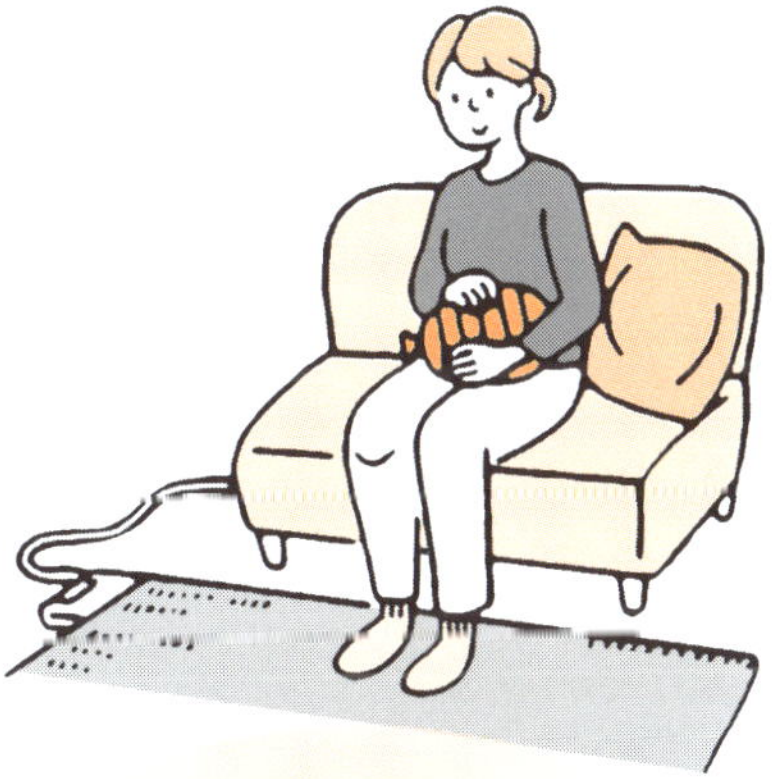

ストレッチや運動

冷え対策と運動不足解消のためにも適度な運動はおすすめ。寒い時期に外で運動するときは防寒対策をして出かける。

暖房器具を使う

暖房器具で室内が適切な温度になるようにする。湯たんぽやホットカーペット、ストーブなどを使うのも良い。

いぼ痔

湯船につかり、体全体をしっかりと温める

入浴は体を温めるだけでなく、リラックス効果もある

お風呂に入ることは**肛門を清潔に保つだけでなく、全身を温めて血行を促すのに最適です**。

また、入浴には心身の疲れをほぐしてリラックスさせる効果もあります。忙しいとシャワーだけですませる人も多いのですが、痔《じ》の人はぜひ入浴タイムを確保し、湯船につかって体を温めましょう。

休日など時間に余裕があるときは朝晩入浴したり、排便後に入浴したりするのもおすすめです。体が温まって血行が良くなると、肛門のうっ血が改善されます。また、切れ痔の痛みも緩和されます。

ただし、**肛門《こうもん》周《しゅう》囲《い》膿瘍《のうよう》や痔ろうで腫れや熱っぽさがあるときは湯船につかるのは控えます**。この場合は温めると炎症が悪化してしまうので、シャワーでササッとすませるようにします。

Dr.'s メッセージ

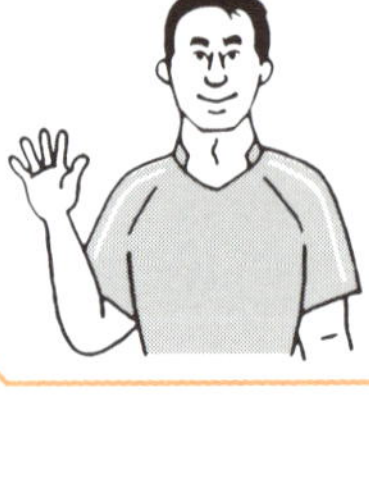

血行を促すには、肛門周辺だけではなく、骨盤内を温めることが大切です。入浴はシャワーだけですませず、湯船につかるようにしましょう。

お湯で体を温める

入浴

湯船につかることで血行を促す。半身浴でも良い。

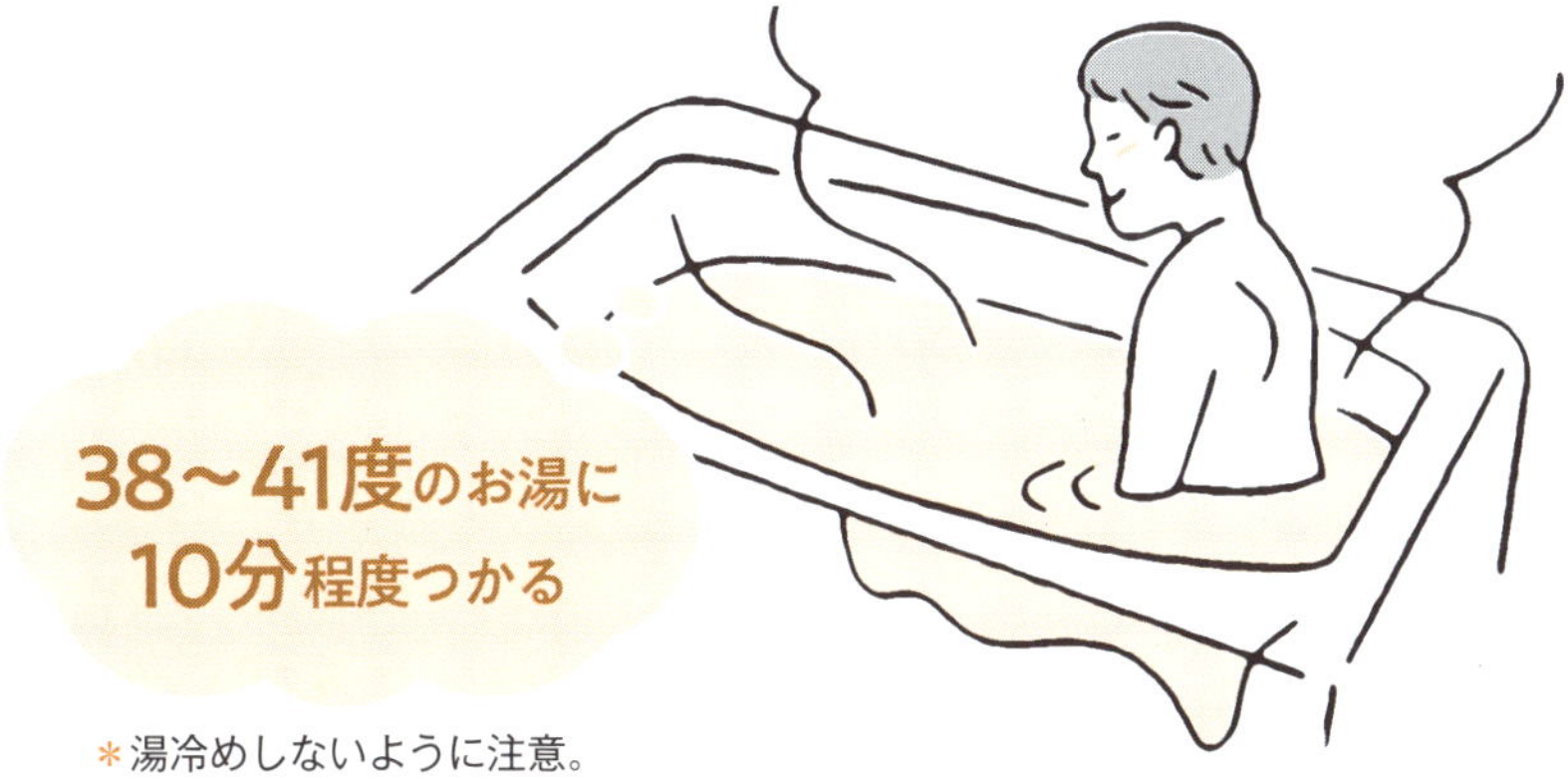
38～41度のお湯に
10分程度つかる

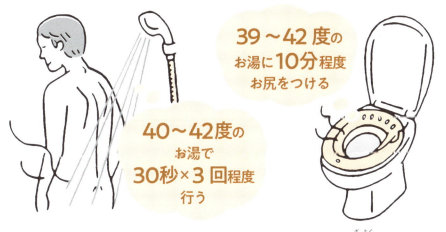

＊湯冷めしないように注意。

シャワーでマッサージ

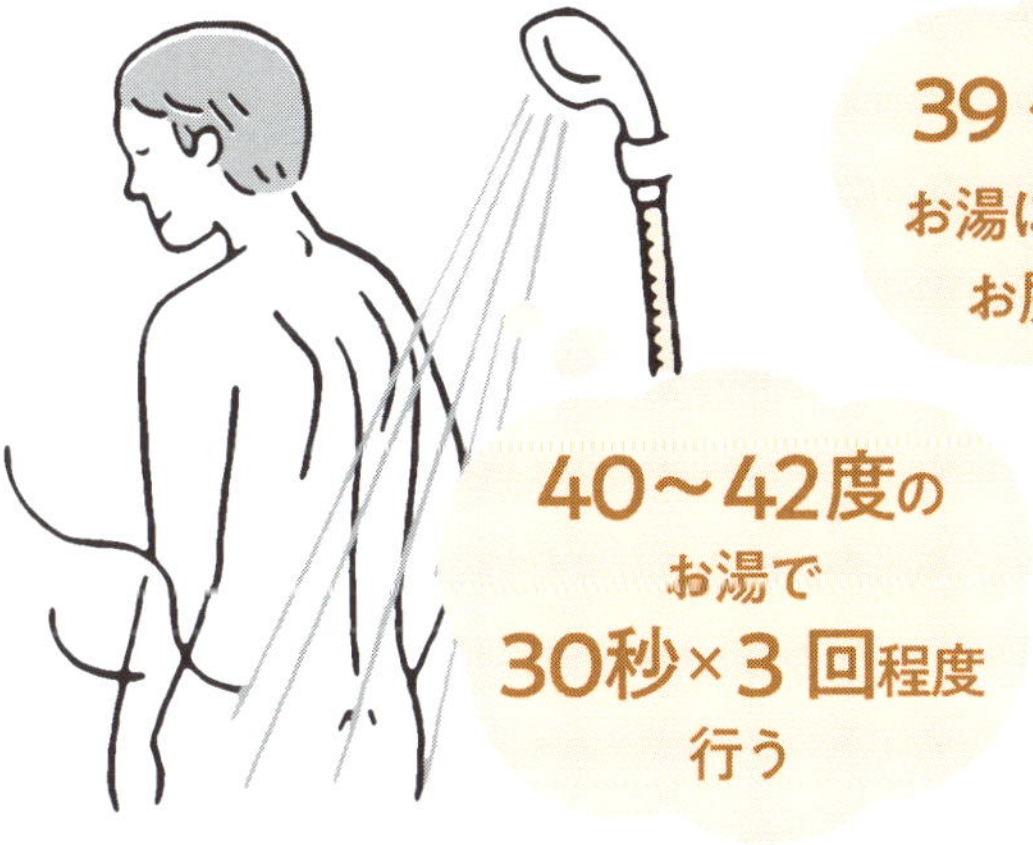
40～42度の
お湯で
30秒×3回程度
行う

少し熱めの温度で、腰からお尻にかけてシャワーをあてて水圧でマッサージするのも良い。

座浴

39～42度の
お湯に10分程度
お尻をつける

お尻をお湯につける座浴《ざよく》も良い。排便後にお尻を洗い、湯につかる。洋式便座用座浴器も市販されている。

＊床が濡れないようにタオルなどを準備しておく。

いぼ痔
切れ痔

痔の市販薬は、外用薬と内服薬を合わせて4タイプの薬がある

炎症や痛みを鎮める成分が含まれている

痔《じ》のセルフケアといえば、まっ先に思い浮かぶのが市販薬でしょう。現在、市販されている痔の薬には外用薬と内服薬があります。

最もポピュラーでテレビのコマーシャルでもおなじみなのが、**軟膏や注入軟膏、坐薬などの外用薬です**。これらの3タイプは薬の剤形が異なるだけで、成分はほぼ同じです。いずれも炎症をおさえる作用があるステロイドホルモン薬と、痛みやかゆみを鎮めるリドカインなど麻酔系の成分が含まれており、腫れや炎症、出血を緩和する効果があります。**内服薬は、便の状態や血液循環を改善する成分がメインです**。痛みや出血など、痔の症状自体を緩和する軟膏類や坐薬よりは、効果は薄いでしょう。

外用薬で10日間ほど、内服薬は1か月ほど使ってみても改善しないときには、医療機関を受診することが大切です。

Dr.'s メッセージ

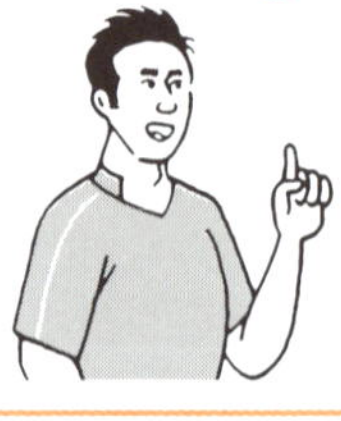

軟膏類と坐薬の併用には注意が必要です。薬の成分が重複していると、過剰な効果や副作用が出ることがあります。薬の成分表をよく確認しましょう。

症状に合わせ4タイプの薬を使い分ける

市販薬の種類	効果			
	いぼ痔			切れ痔
	内痔核	内外痔核	外痔核	
▶**軟膏** →p124 指で塗る。肛門出口付近に炎症があるいぼ痔（内痔核以外）や、切れ痔に適している。 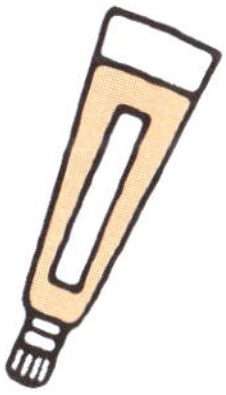	×	◎	◎	◎
▶**注入軟膏** →p124 チューブを肛門に差して薬を注入する。軟膏としても使用できる。 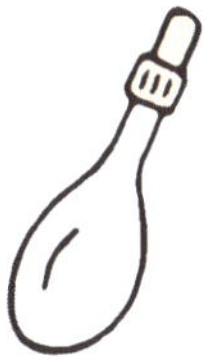	◎	◎	◎	◎
▶**坐薬** →p126 肛門内に挿入して使う固形タイプ。 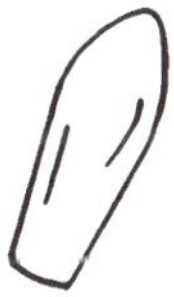	◎	◎	◎ （血栓性外痔核には使用不可）	◎
▶**内服薬** →p128 肛門静脈のうっ血改善や、便秘改善作用のものがある。内服薬と舌で溶かす舌《ぜっ》下《か》錠《じょう》がある。 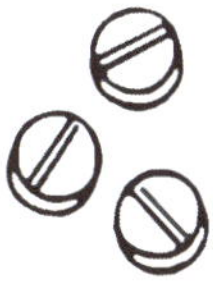	○	○	○	○

◎……効果あり　○……◎よりは効き目は薄いが効果あり　×……使用不可

巻頭リストp.ⅰ、ⅱへ！

いぼ痔
切れ痔

肛門の外側の痔には軟膏、内と外に使える注入軟膏

痔がどこにできているかで使い分けると良い

外用薬のうち、軟膏と注入軟膏（→巻頭リストp．i、ii）はどちらもクリーム状で塗りやすい形状です。痔《じ》のタイプで使い分けると良いでしょう。

軟膏は主に坐薬が使えない肛門付近にあるいぼ痔（外痔核《がいじかく》）や切れ痔に適しています。一方、注入軟膏は薬剤の容器に特徴があり、先端に細いノズルがついています。**内痔核《ないじかく》には肛門にノズルをさして軟膏を注入できるほか、薬を指にとって外痔核や切れ痔に直接塗ることもできます。**

軟膏や注入軟膏を塗ると腫れや痛み、出血をおさえるだけでなく、薬によって肛門のすべりがよくなり、便がスムーズに通過できるようになるので排便時の痛みを軽減する効果も期待できます。

薬を使うタイミングは入浴後や排便後のほか、痛みや出血があるときに使ってもかまいません。

Dr.'s メッセージ

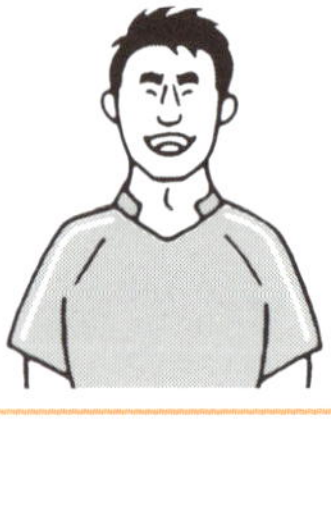

肛門は自分で見えないので、軟膏を塗りづらいです。患部にピンポイントで塗布するために、最初は鏡で位置を確認しながら行うと良いでしょう。

清潔に塗布・注入する

軟膏の使い方

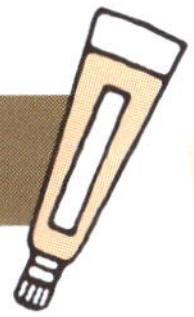

ポイント

寒い時期など、軟膏が硬くなっている場合は、チューブを手で握って温めるとやわらかくなる

1

塗る前に、手指をせっけんでよく洗って、清潔な状態で使用する。

→

2

軟膏を指またはガーゼなどに適量とり、患部にそっと塗る。ゴシゴシこすらないようにする。

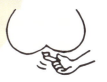

注入軟膏の使い方

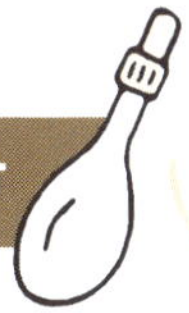

⚠ 注意

一度塗布に使用したものは、薬剤の量が少ないので再使用しないこと

1

ノズルの先端から少量の軟膏を出して、清潔なガーゼや指で先端になじませておくと入れやすい。

→

2

ゆっくりと肛門にさし、容器を指で押し軟膏を注入。全部押し出したら容器を引き抜く。

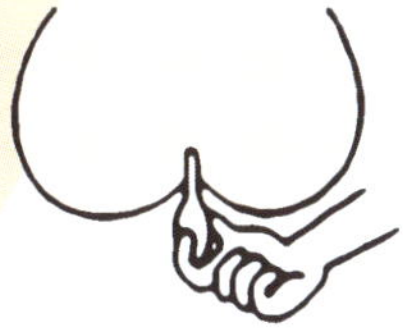

（天藤製薬株式会社 ボラギノール® 公式ホームページより作成）

いぼ痔
切れ痔

肛門内部の痔に効果的で、効果が持続しやすい坐薬

坐薬が出てきてしまわないよう、しっかりと入れる

肛門の内側にできたいぼ痔《じ》には、坐薬（→巻頭リストp．i）が適しています。患部で直接薬が溶け出すので即効性があり、ゆっくりと溶けるので効果も持続します。ただし、適切な位置まで入れておかないと、体を動かしたときなどに坐薬が出てきてしまうことがあります。

左ページの図のように中腰になると入れやすいので、肛門の内側までしっかりと押し込みます。**入れた後はティッシュペーパーやトイレットペーパーで肛門を押さえて、しばらく体を動かさないようにしましょう。**

もし、坐薬がすぐに出てきてしまった場合は、薬の形状がまだ保たれているなら再度入れ直してください。薬が溶けて形が崩れているときや、入れてから10分以上経過した場合は薬の成分がすでに吸収されているので、すぐに新しい坐薬を入れず、次の使用時間まで待ちます。

Dr.'s メッセージ

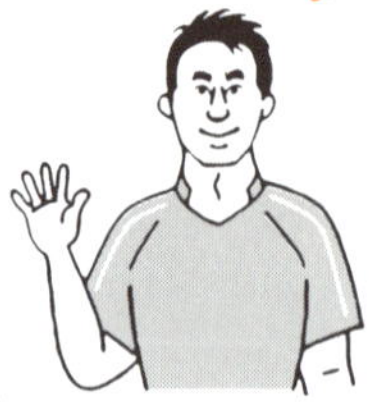

坐薬を入れるときに無理やり押し込むと、肛門を傷つけてしまうことがあります。自分の肛門の向きに沿って、無理のない範囲で入れましょう。

中腰の姿勢で入れるとスムーズ

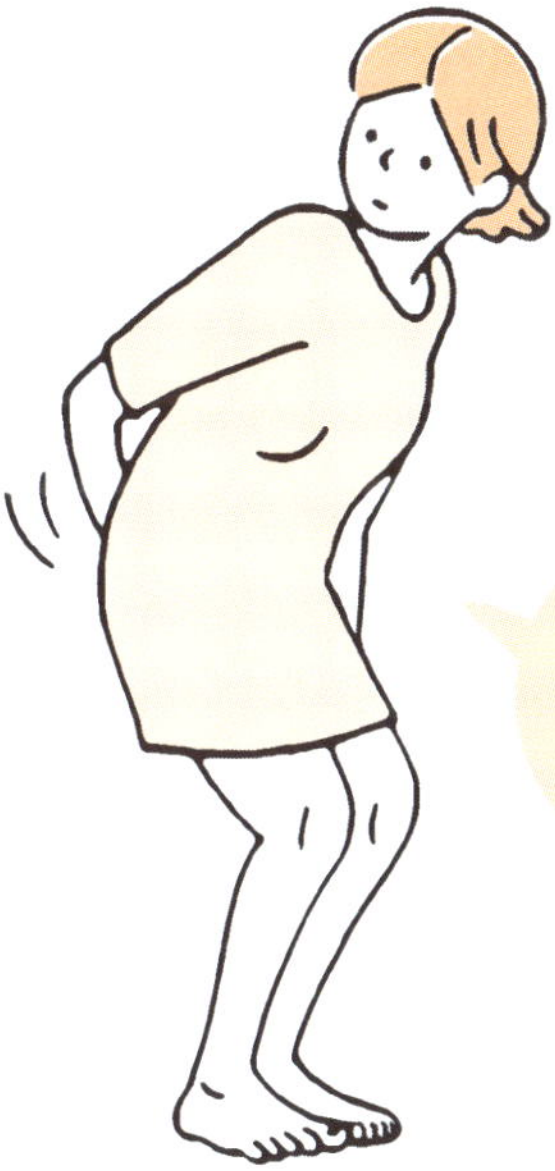

1 坐薬は入浴後、または排便後に使用する。中腰の姿勢になり、坐薬の底の部分に指をあてて坐薬の先端を肛門に入れる。

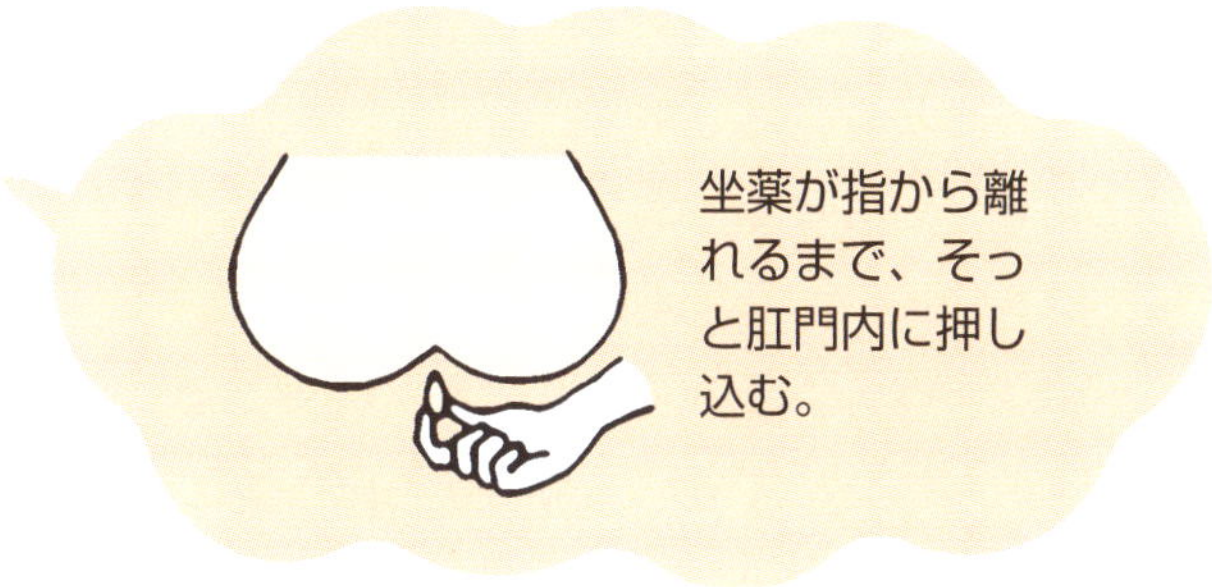
坐薬が指から離れるまで、そっと肛門内に押し込む。

2 ゆっくりと立ち上がると、坐薬が自然に肛門内に入っていく。この後、しばらくの間は体をあまり動かさないようにする。

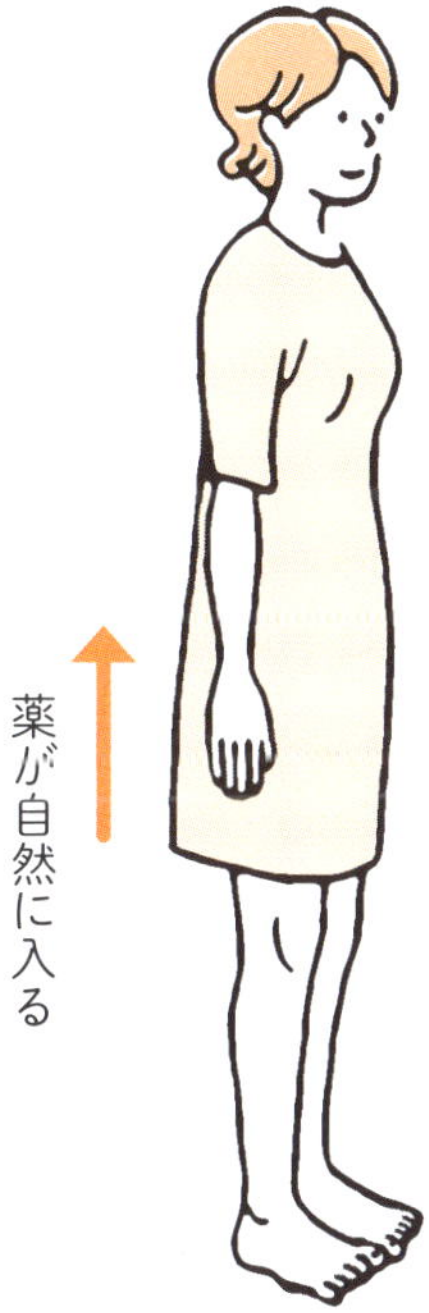
薬が自然に入る

中腰が辛い場合は

中腰姿勢がとれない場合は、横向きに寝た状態で入れても良い。その際は、利き手を上にして横になること。

（天藤製薬株式会社 ボラギノール® 公式ホームページより作成）

いぼ痔
切れ痔

便秘薬で便の形状を整えて肛門の負荷を和らげる

毎日服用するなら非刺激性下剤を選ぶ

頑固な慢性便秘の人は、生活習慣の改善と同時に、最初のうちは市販薬を使用すると良いでしょう。便秘薬（下剤）で便をやわらかくしたり腸の働きを高めたりすることで、**肛門に負荷をかけずに排便することができます。**

その際、薬の使い分けには注意が必要です。**下剤は、「非刺激性下剤」と「刺激性下剤」に大きく分けられます。**毎日下剤を使用する人は、できるだけ刺激が少ない非刺激性のものを選びましょう。刺激性下剤は大腸を強く刺激することで蠕動運動《ぜんどううんどう》を活発にさせて排便を促すタイプなので、お腹が痛くなることがあります。また、常用するうちに薬が効きにくくなってしまうので、こうした特性をよく理解しておくことが大切です。

下剤には漢方薬もありますが、生薬の種類によっては刺激性下剤に近いものもあるので、医師や薬剤師に相談してから服用しましょう。

Dr.'s メッセージ

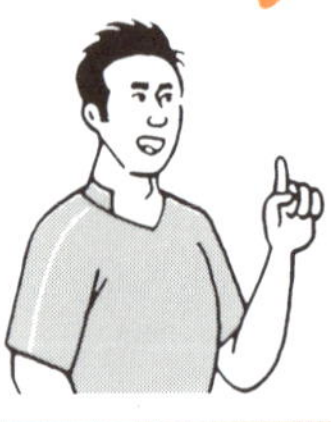

便秘には様々なタイプがあり、自分のタイプに合った薬を服用することが重要です。一度、便秘外来で診てもらうのが良いでしょう（→p142〜）。

市販の便秘薬の種類を知る

非刺激性下剤

便のかさを増やす薬（膨張性下剤）

食物繊維と同じ働きで、腸管で消化・吸収されず、水分で膨張して蠕動運動を促す。腹痛を起こしにくい。

主な成分：プランタゴ・オバタなど

便をやわらかくする薬（浸透圧性下剤）

塩類下剤。腸内に水分を集め、便を軟化させる。腹痛を起こしにくい。腎臓に疾患がある人は使用できない。

主な成分：酸化マグネシウムなど

刺激性下剤

蠕動運動を起こす薬（刺激性下剤）

大腸を刺激し蠕動運動を活発にする。高い効果が期待できるが、長く服用すると耐性がついて効きが悪くなる。薬の種類・量によっては腹痛を起こしやすい。

主な成分：センナ、大黄、ビサコジルなど

\\ 善玉菌を増やす //

整腸剤

下剤ではないが、腸内の善玉菌を増やす手助けをして腸内環境を整え、下痢や便秘をしにくい状態にする。

主な成分：ビフィズス菌、乳酸菌、納豆菌など

\\ 体全体を整える //

漢方薬

便が硬い、下痢をしやすいなど、便の状態や自分の体質に合った薬を使うことが大切。漢方専門医か薬剤師に相談して選ぶようにする。

主な成分：大黄、甘草、麻子仁など

巻頭リスト p. ii へ！

column 3

人によって違う いぼ痔の "治療のゴール"とは

いぼ痔《じ》は、治療のゴールをどこに設定するかによって治療方針が変わります。例えば、「いぼの痛みや出血がおさまればそれで良い」という人と、「いぼ自体を完全に取り去って根治させたい」という人では治療方針が大きく変わるのです。

前者の、とりあえず今ある症状をなんとかしたい場合であれば、薬物療法や生活習慣の改善、日帰り手術（ALTA 療法：→ p62など）などで対応できます。根治はしていないので、一定期間が経つとまた症状が出るおそれがありますが、仕事や家庭生活に支障なく、処置を受けられます。

後者の、いぼ痔自体を完全に取り去る場合は、入院手術が必要になります。肛門の奥の直腸に対する手術になるため、腰椎麻酔や全身麻酔が行われ、安静・安全を確保する必要があるのです。

このように、いぼ痔の治療に関して正解というものはありません。どちらにもメリットがあります。患者さん本人がどんな生活を希望しているのかを明確にして、医師とよく話し合って治療方針を決めていきましょう。

第5章

今すぐなんとかしたい！

困った痔トラブルSOS

1 Q 便器が血で真っ赤に！どう対処すれば良いですか？

A 止血しながら、うつ伏せで安静を保つ

いぼ痔《じ》や切れ痔では、出血することがあります。基本的に痔からの出血は鮮血で、便に血がついていたり、便器やトイレットペーパー、下着に付着したりします。ただし、**痔以外の病気でも下血することがあるので、はじめての出血の場合は必ず肛門を専門とする診療科を早めに受診しましょう。**

便器が真っ赤になるほどの出血は内痔核《ないじかく》でよくあります。排便時に便でいぼがこすられて、破れて出血します。内痔核は痛みがないにもかかわらず、ときに大量出血するため、びっくりする人も多いのです。

出血したときは、肛門をそっと拭いた後、清潔なティッシュペーパーやガーゼなどで肛門を圧迫するように押さえ、左ページの体勢で止血をします。**痔の出血なら約1時間以内には止まります。**

下着の汚れが気になるときは

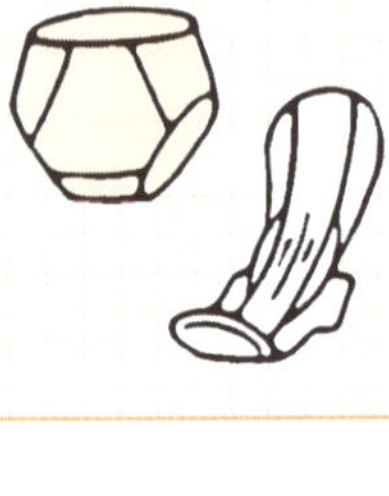

サニタリーショーツやパッド・ナプキンなどを使用すると安心（→p149）。

巻頭リストp. iii、ivへ！

出血したらうつ伏せで止血する

うつ伏せになり、心臓よりもお尻を高くした体勢で安静にする。

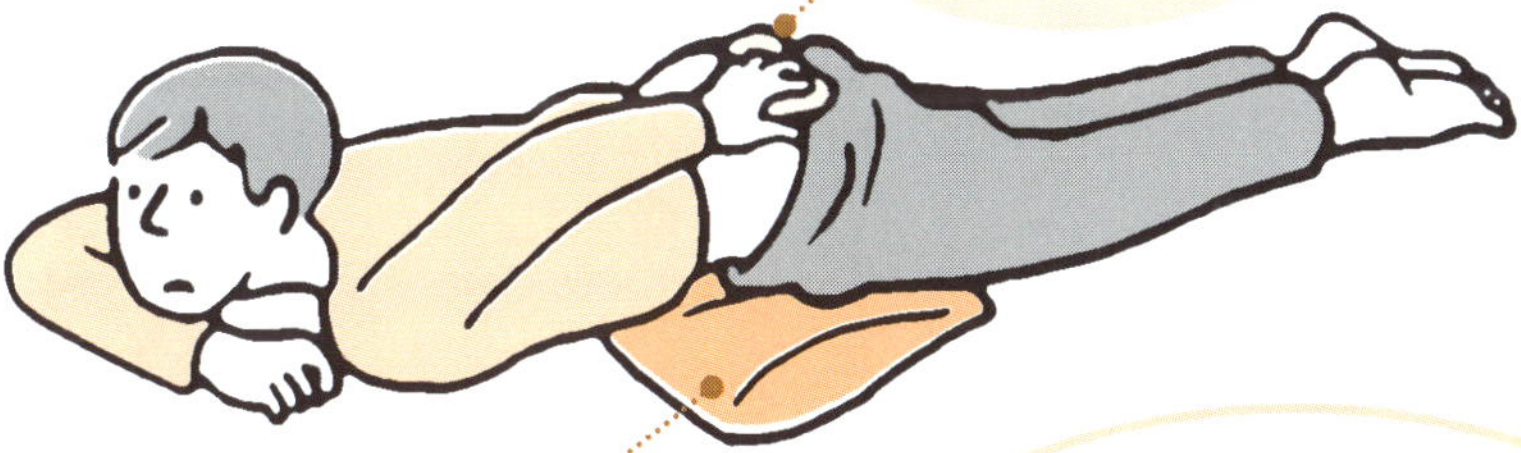
ティッシュペーパーやガーゼを肛門にあて、圧迫する（約10分間）
お腹の下にクッションなどを入れてお尻を高くする

体勢が辛い場合は

うつ伏せを継続するのが辛いときは、横向きの姿勢と交互に行う。

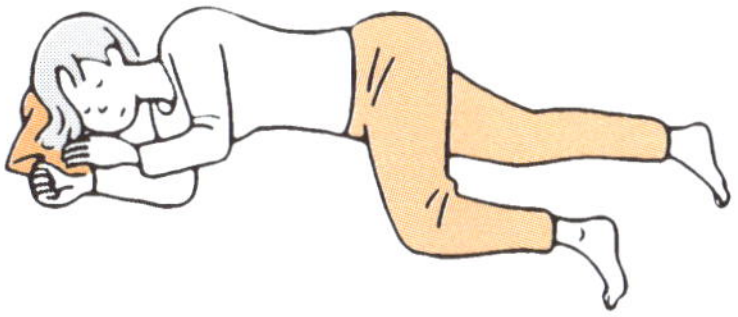

こんな出血には要注意！

☑ **出血が 1 時間以上止まらない**

→痔の症状で長時間出血が続くことはないため、他の病気が原因の出血が考えられる。

☑ **血の色が黒ずんでいる**

→痔の出血は基本的に鮮血。暗赤色の血便や黒い便は、大腸などの肛門から遠い部位からの出血が考えられる。

出血チェックシート p. ivへ！

2 Q いぼが飛び出したら指で押し込んでも良いですか？

A いぼを傷つけないように、やさしく押し戻す

内痔核《ないじかく》では、肛門クッションの緩みが強くなってくると、排便時やしゃがむ動作をしたときなどに肛門からいぼが脱出するようになります。これはゴリガー分類でⅢ度の状態です(→p46)。Ⅲ度ではまだいぼを指で押し戻すと肛門に入りますが、排便後や体を動かすたびにいぼが飛び出て、そのつど押し戻さなくてはなりません。

さらに進行してⅣ度になると、常にいぼが脱出した状態になります。肛門の締まりが悪いため、粘液や便などがもれ出て下着も汚れ、不快感が強くなりQOLが下がります。

内痔核はⅢ～Ⅳ度になると、セルフケアで大きく改善されることは少ないので、生活に支障が出ているなら、病院で治療を受けるほうが得策です。

嵌頓痔核の危険も高まる

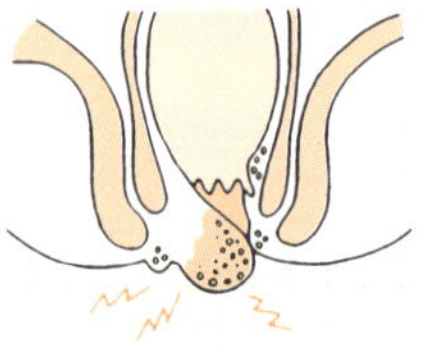

Ⅲ～Ⅳ度までいぼが大きくなってくると、嵌頓《かんとん》痔核《じかく》（→p20、144）になる危険性も高まる。

いぼを指でゆっくりと押し戻す

いぼが脱出したら、トイレなどで還納《かんのう》（いぼを押し戻すこと）する処置を行う。

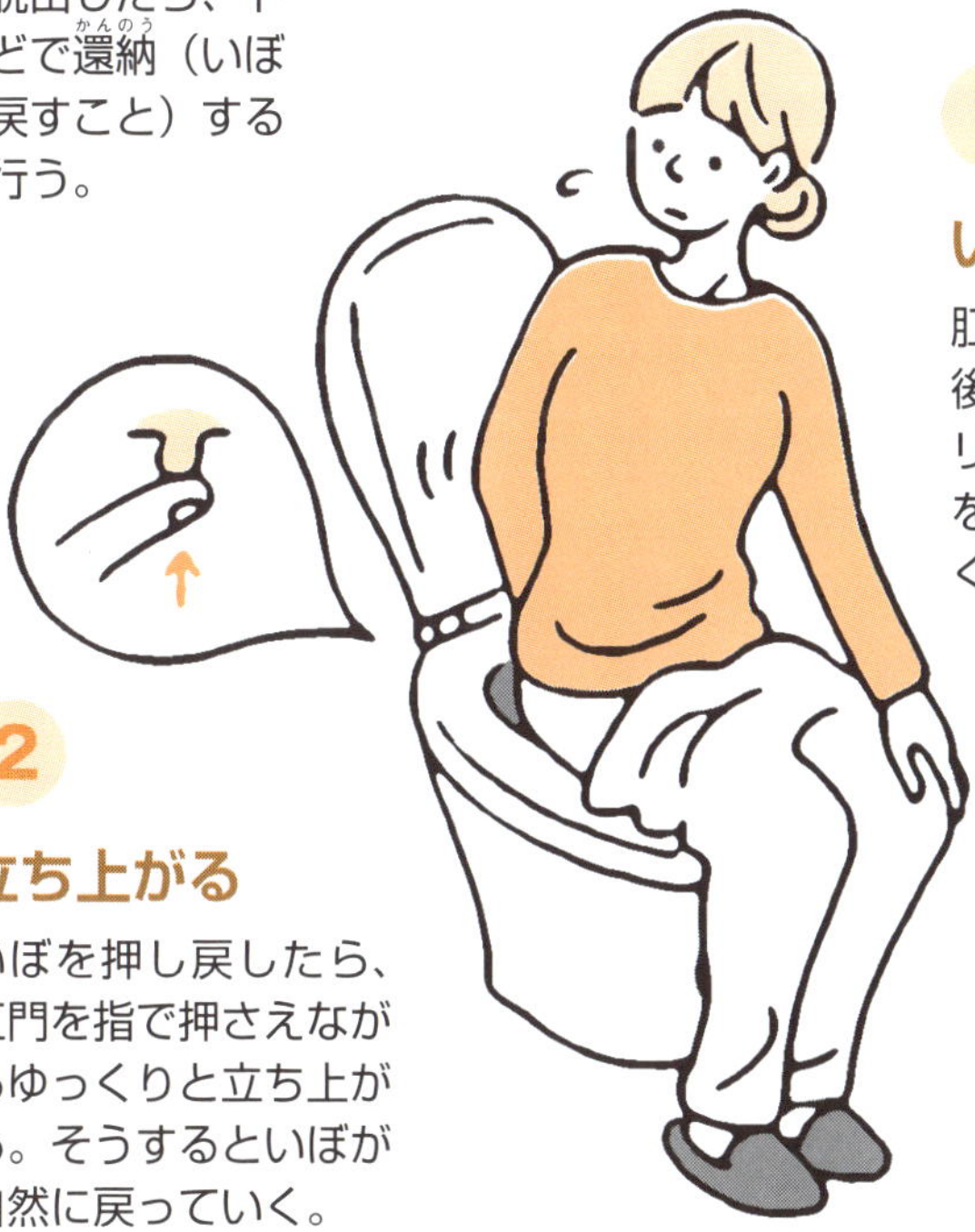

1

いぼを押し戻す

肛門と指を清潔にした後、いぼに軟膏やワセリンを塗り、指（手袋をしても良い）でゆっくりと押し戻す。

2

立ち上がる

いぼを押し戻したら、肛門を指で押さえながらゆっくりと立ち上がる。そうするといぼが自然に戻っていく。

＊押し戻しても戻らない場合は中止する。無理やり押し込もうとすると、痛みや出血の原因になるので注意する。

＼＼いぼが戻りにくい場合は／／

肛門を温めるとスムーズ

座浴（→p121）や温水洗浄便座、お風呂のシャワーを使って肛門を温めてから押し戻すと戻りやすい。ただし、それでもいぼが戻らない場合は、無理に押し込むのはやめ、病院を受診する。

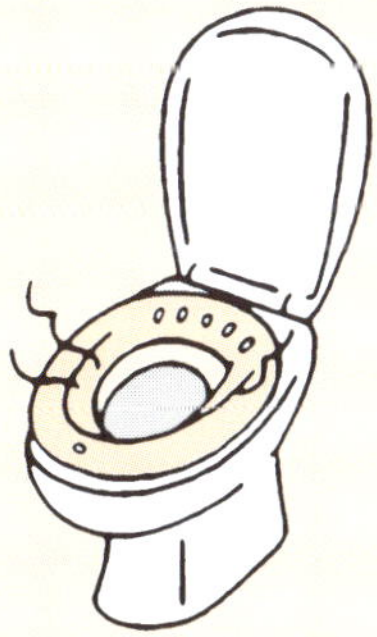

Q3 お尻が痛い！ 温めるのか冷やすのかどちらが良いですか？

A 患部が熱を持っているかどうかを目安にする

いぼ痔《じ》による痛みは肛門のうっ血が原因のため、入浴や座浴《ざよく》で全身や肛門周辺を温めて血流を促すと痛みが和らぎます（→p120）。血栓性外痔核《けっせんせいがいじかく》（→p18、45）や嵌頓痔核《かんとんじかく》（→p20、144）の場合も、同じ方法で痛みを緩和します。切れ痔の痛みは皮膚が裂けたことによる痛みのほか、排便後に「ジーン」とした痛みが続くのは肛門括約筋《こうもんかつやくきん》がけいれんしているためです。**この場合も、肛門周辺を温めることでけいれんが鎮まり痛みが和らぎます。**

一方、冷やしたほうが良いのは、痔ろうや肛門周囲膿瘍《こうもんしゅういのうよう》（→p24）による痛みです。膿《うみ》が出たり、患部が腫れたり、熱を持っていたりするときには温めると逆効果です。炎症がますます悪化するので要注意です。

なお、痛みが改善されないときは、早めに医療機関を受診してください。

入浴できないほど痛みが強いとき

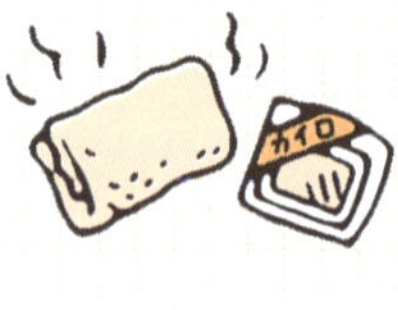

温めた濡れタオルを患部に直接あてたり、使い捨てカイロを下着の上から患部にあてる。

＊膿、腫れなどの症状があるときは避ける。

いぼ痔・切れ痔は温める、痔ろうは冷やす

まずは横になって安静に

痛みがあるときは、軽く膝を曲げて横向きの姿勢で寝る。肛門の力を抜いて、できるだけリラックスした状態で安静を保つ。

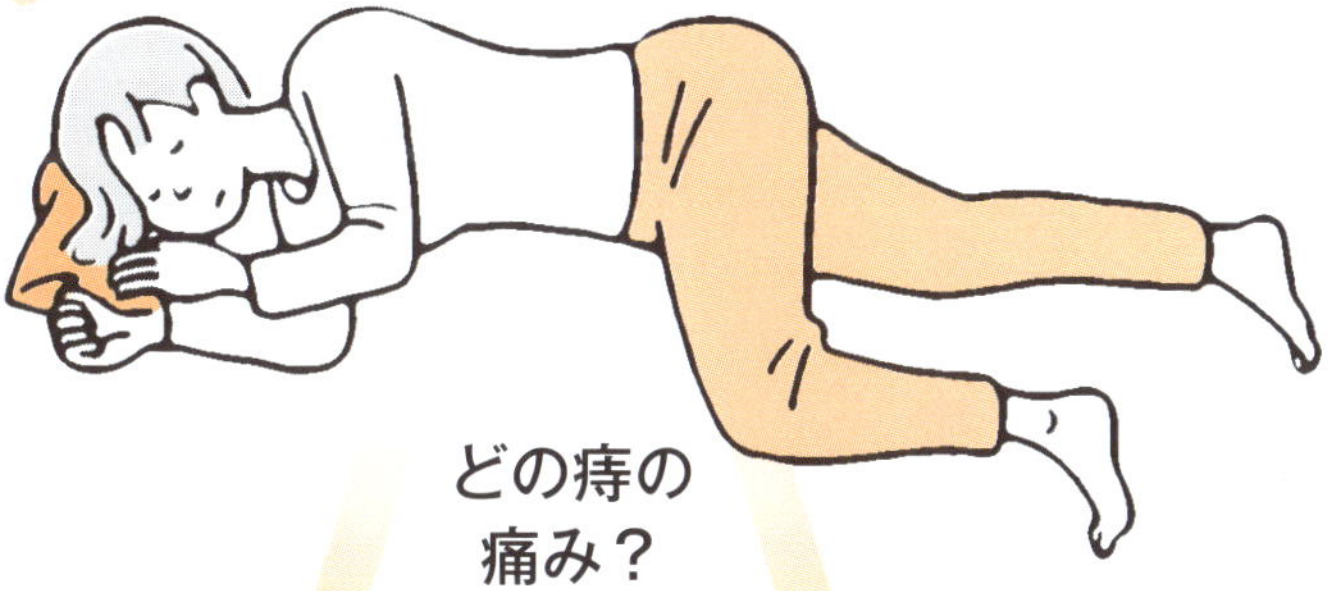

どの痔の痛み？

いぼ痔や切れ痔

- いぼの脱出をともなう
- 排便後のするどい痛み
- 排便後のジーンとした痛み

お尻を温めて血行を良くする

少し痛みが落ち着いたら、入浴やシャワーで全身を温める。あるいは、使い捨てカイロや湯たんぽでお尻を温めるのも効果的。

痔ろうや肛門周囲膿瘍

- 膿や腫れをともなう痛み
- 患部が熱を持つ痛み
- 脈を打つような痛み

お尻を冷やして症状を落ち着かせる

冷たいタオルや氷のう、タオルで包んだ保冷剤などをお尻にあてて冷やす。なお、痔ろうと肛門周囲膿瘍はセルフケアでは対処できないので必ず受診すること。

Q4 排便時、お尻が痛むのでトイレに行きたくありません

A ひとまず鎮痛薬で痛みを取りましょう

切れ痔《じ》やいぼ痔（内外痔核《ないがいじかく》や血栓性外痔核《けっせんせいがいじかく》）があると、排便時に肛門が痛むため、便を出すのが怖くなることや、トイレに行くのが憂うつになるということがあるようです。とはいえ、便意をがまんし続けると便秘が悪化してしまいますし、なにより便を出さないわけにはいきません。

この場合は、**ひとまずロキソニンやボルタレンなどのNSAIDs（非ステロイド性抗炎症薬）を服用して痛みを和らげます**（→巻頭リストp.ⅲ）。

同時に、便秘薬（下剤）や生活習慣の改善による排便コントロールも必ず続けてください。痛み止めはあくまで排便時の痛みを取るだけで、痔そのものを治す効果はありません。痔の薬を正しく使い、排便コントロールでスムーズに便が出るように、継続して治療することが大前提です。

痛み止めを常用するリスク

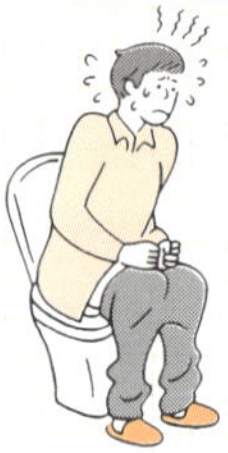

症状が良くなった気がして生活習慣の改善がなおざりになり、痔が悪化するケースも多い。

薬と生活習慣の改善で痛みを軽減していく

痛みの経過　強 → 弱

		使用期間	説明
薬物療法	鎮痛薬	あくまで一時的に使用	強い痛みが出ているときだけ使用する。
薬物療法	痔用の坐薬や軟膏	短期～中期で使用	坐薬や軟膏など（→p122）。痔の症状が強く出ているときに使用する。
薬物療法	便秘薬	短期～中期で使用	長期で使っても問題ないものもあるが、薬なしで過ごせるのが理想。
生活習慣の改善		ずっと継続する	痔の再発を防ぐため、生活習慣の改善は症状がなくなった後も継続する。

食事が摂れないときは精神科・心療内科に相談

排便時の痛みを恐れるあまり、「排便恐怖症」になってしまうことがある。なかには排便を避けるため、食事を摂らなくなり、拒食症になるケースも見られる。こうなると精神科や心療内科で専門的な治療が必要。右の項目にあてはまるときは早めに医師に相談する。

あてはまるときは要注意

- ☑ 便意がくるのが怖く、食事や水分を摂るのがおっくう
- ☑ 丸一日食事を摂らないときがある
- ☑ トイレに行くのに大きな恐怖を感じる

5 Q 肛門周囲にぶよぶよした皮膚が。痛くないので放っておいても？

A 困った症状がなければ、放っておいても大丈夫

肛門周囲に皮膚がたるんでぶよぶよしたものが指に触れることがあります。**これは「スキンタッグ（肛門《こうもん》皮垂《ひすい》）」と呼ばれるもので、特に悪い病気ではありません。**いぼ痔《じ》や切れ痔、出産などなんらかの影響で肛門周囲の皮膚がたるんでしまったものです。

痛みやかゆみなどの症状がなければ、治療の必要はありません。放っておいても大丈夫ですが、見た目が気になったり、拭き残しで炎症を起こしたりすることもあります。また、自然に治ることはないので、気になったり、不快な症状があれば切除手術を行います。いずれにしても素人ではスキンタッグなのか、いぼ痔などの痔によるものなのか見分けがつかないこともあるので、医療機関を受診すると安心です。

手術は数分で終わる

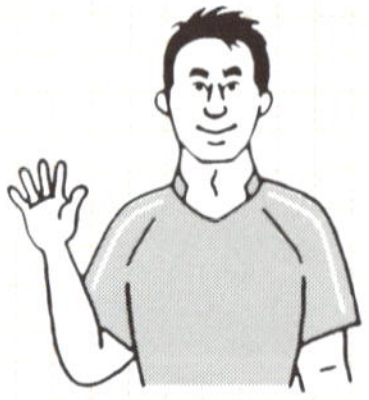

手術は局所麻酔で５分ほどで終了する。多くの場合、日帰りで行うことができる。

スキンタッグの原因とケア方法

原因1 嵌頓痔核《かんとんじかく》

嵌頓痔核ではうっ血によっていぼ痔が大きく腫れるため、治ってしぼんだ後に皮膚がたるむことがある。

原因2 血栓性外痔核《けっせんせいがいじかく》

肛門の外側にできる外痔核は、皮膚が膨らんで血豆のようになる。治った後にその部分の皮膚がたるみやすい。

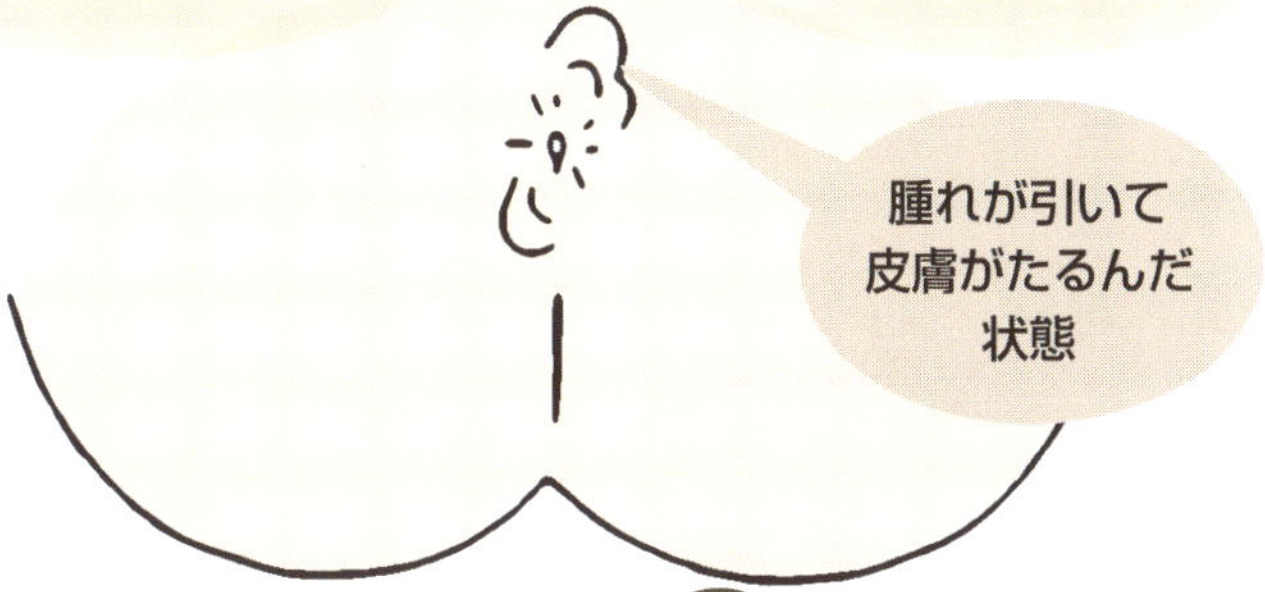

原因3 切れ痔

肛門の皮膚が繰り返し何度も裂けることによって潰瘍《かいよう》ができ、瘢痕化《はんこんか》する。その部分の皮膚がたるんでしまう。

原因4 出産

出産時の強いいきみによって皮膚がたるんでしまう。この場合は肛門と腟の間にスキンタッグができることが多い。

日頃のケア

拭き残ししやすいので清潔に

排便後に拭き取るとき、スキンタッグがあるせいで拭き残しをしやすい。不衛生になってかゆみや炎症の原因になるので、温水洗浄便座などで洗って清潔に保つ。

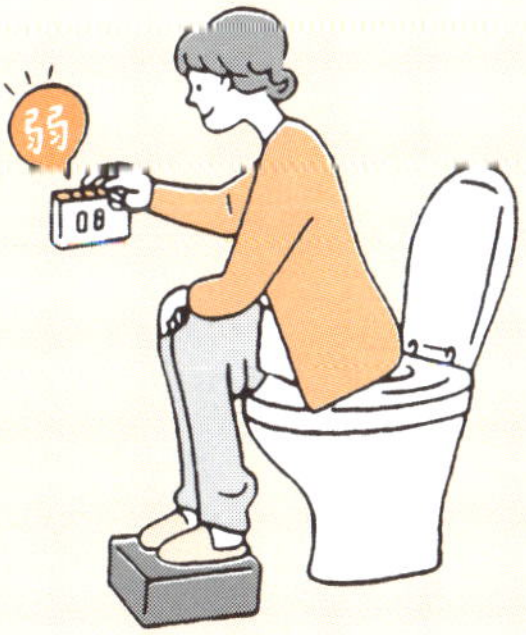

Q 6 便秘薬の効果がありません。薬を増やしても良いですか？

A 便秘のタイプと便秘薬が合っていないかもしれません

いぼ痔《じ》・切れ痔の大きな原因である便秘を解消するために、便秘薬を服用する患者さんも多いでしょう。ただし、**一口に「便秘」といっても、左ページのようにいくつかのタイプがあります**。便秘薬は、自分の便秘のタイプに合った薬でないと、思うような効果が得られないことがあるので、薬の添付文書をよく読むなどの注意が必要です。

なにより、便秘薬の効きが悪いからといって、むやみに薬の量を増やすのは避けるべきです。**それが刺激性下剤（→p129）の場合は、常用するうちに薬が効きにくくなり、服用量がどんどん増えてしまうからです**。

そのため、便秘薬の効果がないときには医療機関を受診して便秘のタイプを診断してもらい、適切な薬を処方してもらうほうが安心です。

便秘外来で診てもらおう

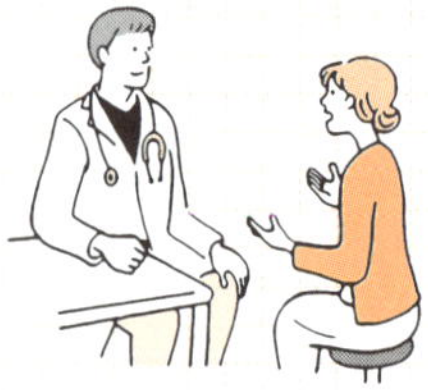

「便秘・下痢外来」（排便機能障害専門外来）を設けている病院を探そう。便秘に特化した専門的な治療が受けられる。

便秘にはいくつかのタイプがある

直腸性便秘　便意が感じられなくなる

便意をがまんしたり、浣腸を常用したりすることで、便意を感じにくくなることが原因。直腸に便がたまり、水分が吸収されて硬くなり出にくくなっている。このタイプには**非刺激性下剤**（→ p129）が適している。

弛緩性便秘　筋肉不足で腸の働きが低下

高齢者や運動不足の人、やせている人に多い。筋力が弱く、腸の働きが鈍くなって蠕動運動《ぜんどううんどう》が起こりにくいことが原因。**刺激性下剤**が有効だが、常用すると効きが悪くなる。**普段は非刺激性下剤**で排便コントロールし、どうしても出ないときに刺激性下剤を使うと良い。

過敏性腸症候群（IBS）　腸がけいれんしてうまく動かない

ストレスなどによって腸の働きが過敏になったり、腸がけいれんしたりする病気。便秘型と下痢型、その混合型などがあり、タイプによって薬を使い分ける。便秘型の場合は、**非刺激性下剤**や**消化管の運動機能を調整する薬**などが用いられる。

一過性のもの

旅行などによる環境の変化や暴飲暴食、体調不良、ストレスなどが原因で起こる。一時的なもので便秘自体はすぐに治るが、それがきっかけで痔が悪化することがある。

病気が原因で起こるもの

大腸がんや大腸ポリープで腸が狭くなる、子宮筋腫など腹部の病気で腸が圧迫されることが原因で便秘になることがある。また、潰瘍性大腸炎《かいようせいだいちょうえん》やクローン病が原因のこともある。

7 Q いぼが急に腫れて激しく痛みます。病院に行ったほうが良いですか？

A 嵌頓痔核《かんとんじかく》の可能性があるので、病院を受診しましょう

普段は指で押し戻すと肛門内に戻るいぼ（内外痔核《ないがいじかく》）が、あるとき突然戻らなくなって激痛に見舞われることがあります。これは、**肛門の外に飛び出たいぼが肛門の出口にある筋肉で締めつけられ、外痔核の部分が急激にうっ血して血栓ができる嵌頓痔核です。**例えるなら、指にはめた指輪が抜けなくなり、指が締めつけられて腫れあがり痛むのと同じ状態です。

こうなると自分でいぼを肛門内に戻すのは困難です。**すぐに医師に処置してもらう必要があるので、痔《じ》の専門医がいる医療機関に行きましょう。**症状によっては迷わずに救急車を手配したほうが良いこともあります。

嵌頓痔核はすぐに手術になると思われがちですが、それはありません。まずは薬や生活習慣の改善で症状を落ち着かせてから治療法を検討します。

診療時間外の場合は

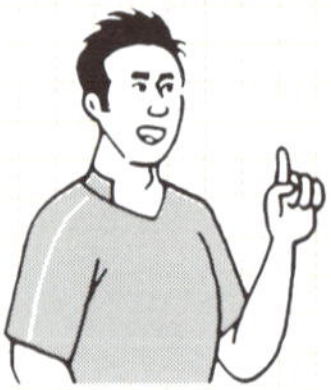

総合病院の救急外来を受診する。肛門の専門病院でも、救急外来を受け付けている場合がある。

激しい痛みをともなう嵌頓痔核

いぼの脱出が戻らなくなり、激痛に見舞われる。

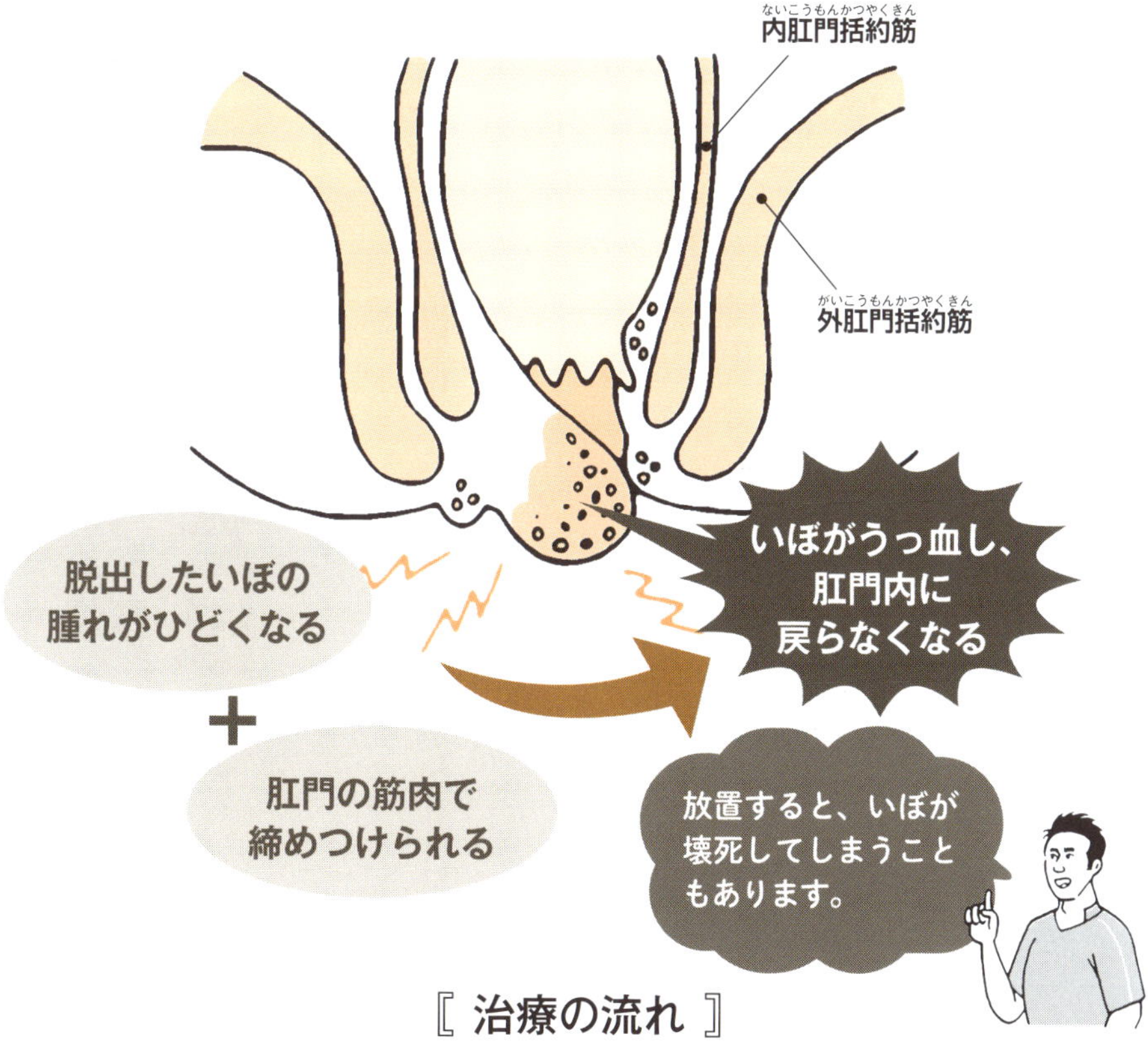

〘 治療の流れ 〙

医師に還納してもらう

医療機関を受診して、医師に肛門内にいぼを戻す処置（還《かん》納《のう》）をしてもらう。

→

患部の腫れを引かせる

痛み止めの内服薬、軟膏や坐薬などの外用薬で症状を一旦落ち着かせる。入浴や座浴でうっ血をとる。

→

いずれは根治手術がおすすめ

症状が落ち着いても再び嵌頓痔核になる危険があるため、根治手術がすすめられる（→ p62、130）。

8 Q 仕事柄ずっと座りっぱなしです。職種を変えたほうが良いですか？

A 30分間に1回、体を動かすだけでも効果があります

長時間座りっぱなしだと血行が悪くなり、肛門静脈のうっ血が促されてしまうので、痔《じ》の人は避けたい状況です。デスクワークなどで座りっぱなしになりがちな人は、工夫して**30分おきくらいに体を動かしましょう。**

また、タクシーやトラックのドライバーなど、職業柄座りっぱなしの人は、同じ姿勢を続けることはもちろん、便意が起こったときにトイレに行けないことも問題です。接客業や警備員などのトイレに行きづらい職業も同様です。便意をがまんすることで便秘になり、痔が悪化しやすくなります。仕事中は途中で抜けられないことが多いので、できるだけ就業前や休憩時間に排便をすませておくことが大切です。**そのためにも食事や生活リズムを整えて、排便サイクルを良好に保つように心がけましょう。**

立ちっぱなしも良くない

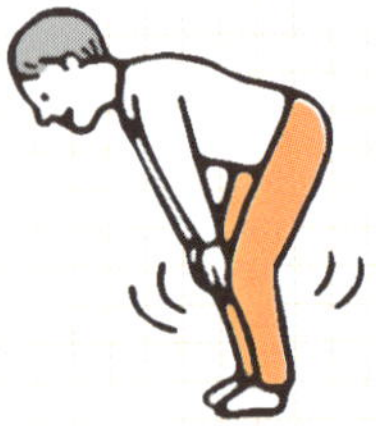

屈伸運動をしたり、足首を回したりするなどこまめに運動を行い、下半身の血流を促す。

デスクワーク中に軽い運動をしよう

座りっぱなしになりがちなデスクワーク。
職場でも工夫して意識的に体を動かし、血流を促そう。

30分ごとに軽い運動を行う

30分間に1回は体を動かすようにする。タイマーを設定して時間を区切るのも良い。

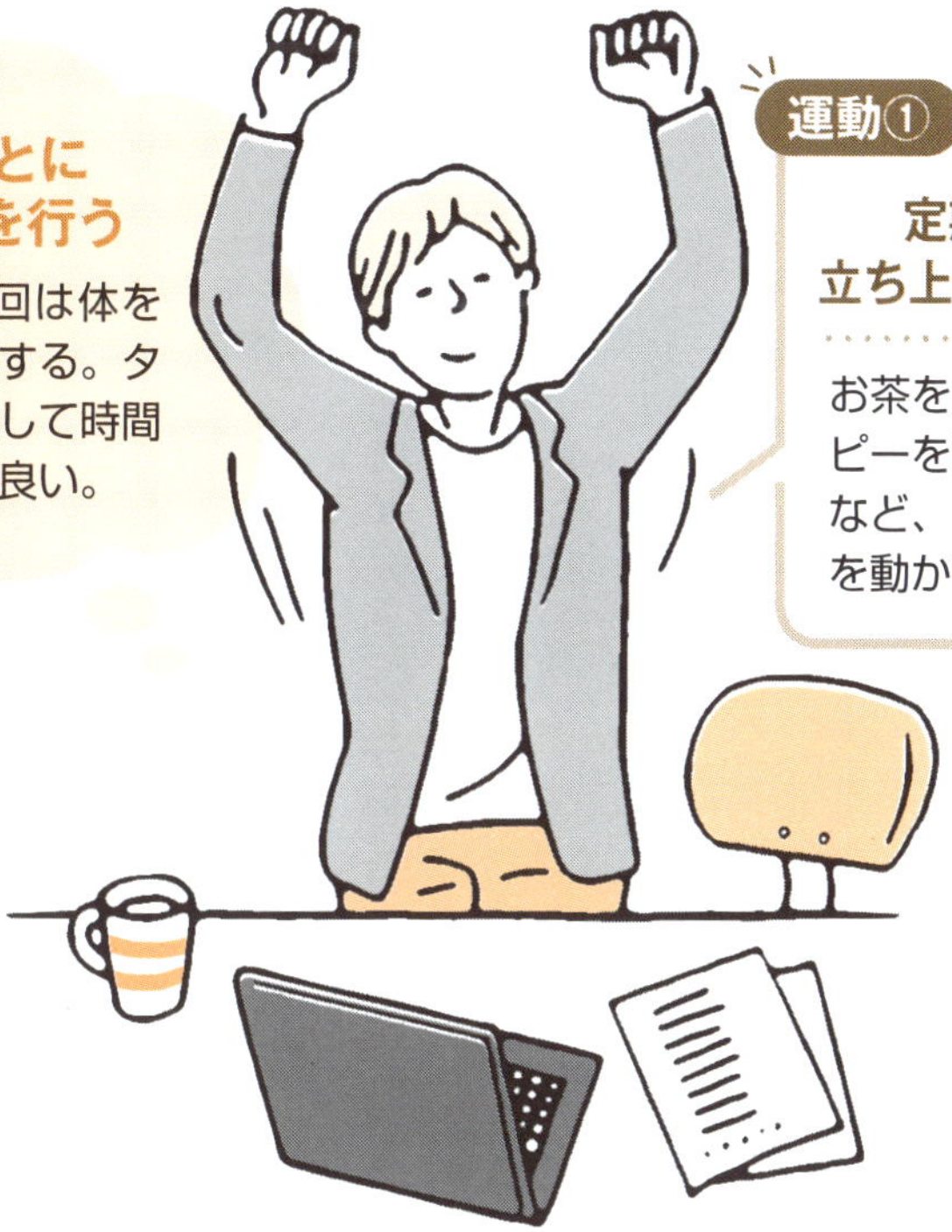

運動①

定期的に立ち上がる・歩く

お茶を入れる、コピーを取りに行くなど、こまめに体を動かす。

運動②

立って作業する

長時間同じ姿勢を続けると血流が悪くなる。座位と立位を交互に行う。

運動③

ストレッチやスクワットなど

軽い運動で血流を促す。立ち上がって伸びをするだけでも効果がある。

運動④

休憩時間はなるべく外に出る

少し歩くだけでも、エクササイズになる。少し遠回りをすればなお良い。

9 Q 痔でも、温泉やサウナに入っても良いですか？

A お湯につかると血行が良くなるが、注意も必要

温泉やサウナに入ると、全身の血行が促されて肛門のうっ血が解消するほか、リラックス効果もあるのでストレス解消にもなります。いぼ痔・切れ痔の人には、温泉やサウナはおすすめです。

ただし、出血が多いときや、痔ろうや肛門周囲膿瘍《こうもんしゅういのうよう》で患部が腫れて熱を持っているときには、入浴もサウナも控えてください。症状が悪化してしまうからです。また、手術後の場合は手術による傷口からの出血がおさまっていれば、入浴しても構いません。

なお、温泉やサウナでは、着替えのときに**下着や便もれパッドなどについた出血や汚れが他人の目に触れないように配慮しましょう。**汚れた下着やパッドなどは、入浴前に取り替えておくのが良いでしょう。

温泉は「痔」に効く

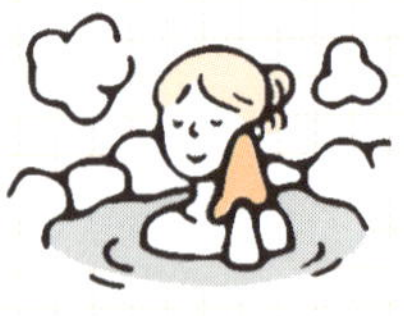

特に天然温泉には塩分や鉱物由来の成分が含まれているため、より筋肉が温まりやすい。

公共の場所では配慮しよう

血がついたものは、人目に触れないように注意。
心配な場合は、下記のアイテムなどを活用する。

失禁用パンツやサニタリーショーツ

尿・便もれ用の下着やサニタリーショーツは、撥水性《はっすいせい》の高い裏地で水分が染み出しにくく安心。（→巻頭リスト p. iii）

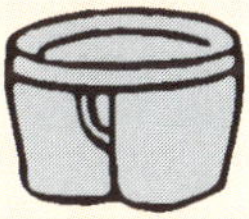

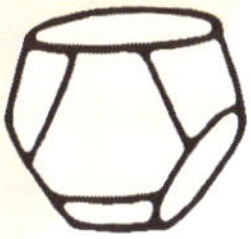

便もれパッドや生理用ナプキン

便もれパッドや夜用の生理用ナプキンをお尻にあてる。パッドがずれないよう、下着は密着性の高いものを選ぶ。（→巻頭リストp. iii、iv）

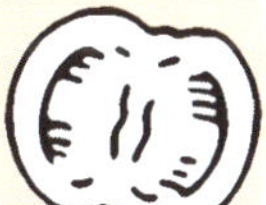

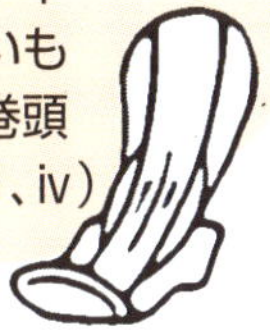

〖衣類に血液がついたときの洗い方〗

基本はすぐに水洗い

血液が乾かないうちに、汚れた部分をつまむように洗う。血液はお湯で凝固しやすいので、水で洗い流す。

→

落ちないときは洗剤を使う

水洗いで血液をできるだけ落とした後に、中性洗剤を汚れに直接つけ、水洗いのときと同様につまみ洗いをする。

● 外出先などですぐに水洗いできないときは

まず、汚れた部分の裏にティッシュペーパーを敷く。そして、汚れた部分の表側から、水を含ませたハンカチやティッシュペーパーなどで何度もトントンと叩く。

10 Q

旅行に行きたいのですが、具合が悪くなったとき不安です

A

準備を万全にして安心して楽しみましょう

しっかりと準備をしておけば問題ありません。海外旅行もOKです。**ストレス解消のためにもがまんせずに、旅行を楽しみましょう**。

注意点としては、**とにかく便秘と下痢に気をつけること**。旅先で環境が変わったり、海外旅行では時差などで排便サイクルが乱れやすいので、普段服用している便秘薬（下剤）をきちんと服用します。また、生水や生ものので食あたりになって下痢をすると、痔が悪化しかねません。口にするものには十分に注意しましょう。**下痢止めや胃腸薬なども忘れずに持参してください**。海外では薬の入手が困難なので、多めに用意しておきましょう。

また、便意をがまんしたり、急な便意で困ったりしないように、旅先ではトイレの場所やトイレ休憩の時間をチェックしておくと安心です。

携帯用お尻洗浄器

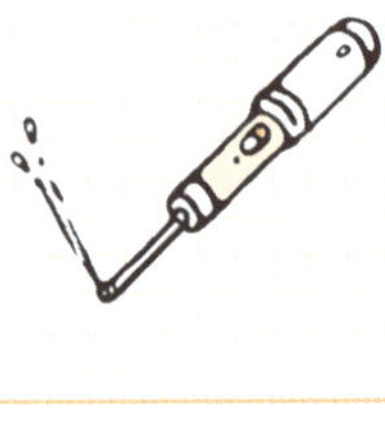

充電式や乾電池式で、どこでも使える。手動で水を押し出す、電源不要のものもある。

→巻頭リスト p. iii へ！

予防策をとり、旅行を楽しむ

〖旅行に持っていきたいアイテム〗

坐薬や軟膏

普段使用している坐薬や軟膏は必ず持参する。手指を消毒できるウェットティッシュも用意しておく。

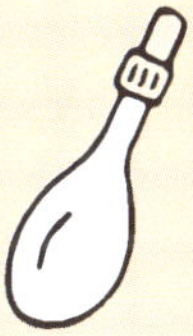

痔用のクッション

お尻への圧力を分散させ、痛みや不快感を和らげる。長時間の移動で重宝する。小さく折りたためる商品もある。

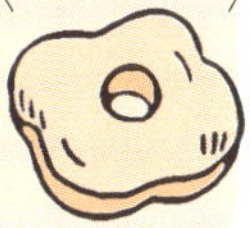
U字型やゲル状のものもある

便秘薬・下痢止め

環境の変化で便秘や下痢になりやすいため、便秘薬や下痢止めのほか、痛み止めや食あたりの薬もあると安心。

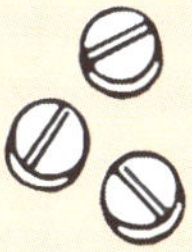

トラベルケトル

海外の水道水は、浄水機能の違いからお腹を下すこともある。ミネラルウォーターを買うか、煮沸をして飲む。

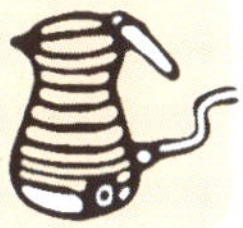
折り畳んで持ち運べる

巻頭リストp. i ~ iiiへ！

〖注意が必要なスポーツ・レジャー〗

ウィンタースポーツ

スキーやスノーボードは中腰で肛門に圧がかかりやすいうえ、寒いなかで滑るので、冷え対策を万全にして、長時間続けないようにする。

ゴルフ・テニス・野球

ゴルフやテニス、野球のスイングで瞬間的に強い腹圧がかかるので、いぼが脱出しやすい人は気をつける。

サイクリング

長時間、サドルにまたがると肛門に負荷がかかるので、こまめにおりて休憩をとりながらペダルを漕ぐ。

11 Q

病院に行きたいのですが、恥ずかしくて踏み切れません……

A 悪化を防ぐためにも、勇気を出して行ってほしい

痔《じ》の場合は、「肛門内科」や「肛門外科」、「大腸肛門科」などの診療科を受診することになります。内科や整形外科などに比べると恥ずかしさで抵抗があるかもしれません。だからといって**受診が遅れると、その間に悪化する可能性もあるので、できるだけ早く受診してほしい**ものです。

まず、複数の診療科のある医療機関なら、単科の肛門科より入りやすいでしょう。肛門科の受診の場合、他の人たちに気づかれないように配慮するところも増えています。

患者さんの羞恥心は医師も看護師も十分に理解しています。診察の際は、プライバシーに配慮します。また患部を診るときも、左ページのように、患者さんに負担の少ない体勢をとってもらいます。安心して受診してください。

病院の口コミサイトは要注意

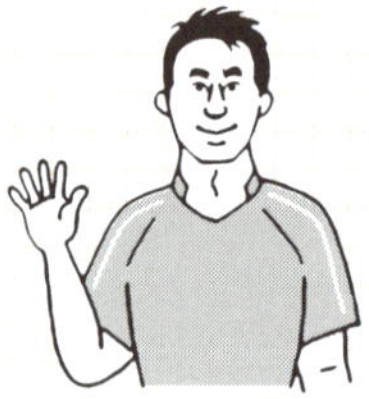

口コミサイトには客観性に欠ける情報もあり、うのみにするのは禁物。肛門の専門医の探し方は57ページを参照。

安心して受診できる気づかいがされている

指差して受付

受付に用意された指差し確認表で、受診したい科を指差す。口頭で「肛門科受診」と答える必要がない。

事前に問診票に記入

病院のホームページの問診票を印刷し、記入して持参する。受付で提出するだけなのでスムーズな診察が可能。

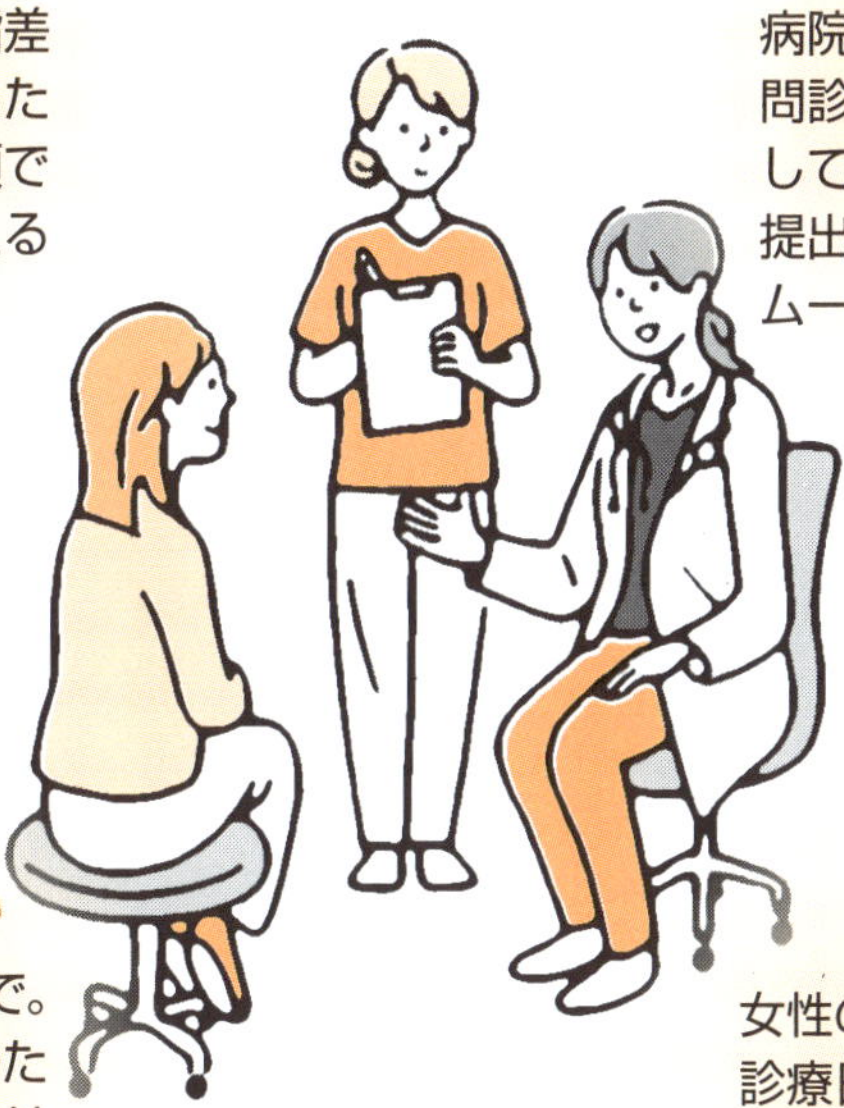

名前は呼ばない

呼び出しは受付番号で。プライバシー保護のため、最近は肛門科以外でも受付番号で呼び出す病院が増えている。

女性外来

女性の患者さん専用の診療日がある病院も増えている。その日は医師や看護師も全員女性というところも多い。

● 診察時の体勢も配慮されている

医師に背中を向ける横向きの体勢が多い。診察時以外はお尻にタオルがかけられ、患者さんの羞恥心がなるべく軽くなるよう工夫されている。

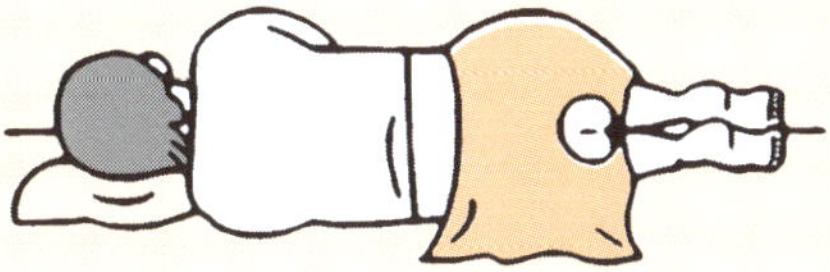

12 Q 介護している親がいぼ痔かも。病院に行ったほうが良いですか？

A いぼ痔ではなく、直腸脱の可能性もある

いぼ痔（内痔核《ないじかく》）では、いぼが大きくなると脱出していぼが出てくるようになります（内外痔核《ないがいじかく》）。これはいわば「表層雪崩《なだれ》」のようなもので、腸の一番外側にある粘膜部分だけが脱出した状態です。

ただし、肛門から飛び出ているのがいぼ痔とは限りません。高齢者、特に女性に多いのですが、「骨盤底筋群《こつばんていきんぐん》」という直腸を下側から支えている筋肉や肛門括約筋《こうもんかつやくきん》がゆるむと、**直腸が裏返って肛門からはみ出てきてしまうことがあります。これを「直腸脱《ちょくちょうだつ》」といいます。**いぼ痔が表層雪崩なら、こちらは「全層雪崩」ともいえる状態です。そのままにしておくと不快なだけでなく肛門の周りがかぶれ、かゆみや痛みを訴えるなどの症状も出てきます。放置せずに、専門医の診察を受けることが大切です。

完治には手術が必要だが……

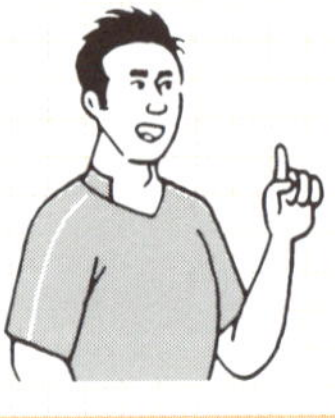

患者さんが高齢の場合、体の状態により手術ではなく保存的な治療を選択することもある。

いぼ痔と似た症状の直腸脱

直腸脱は、直腸が裏返しになって肛門からはみ出てしまう病気。

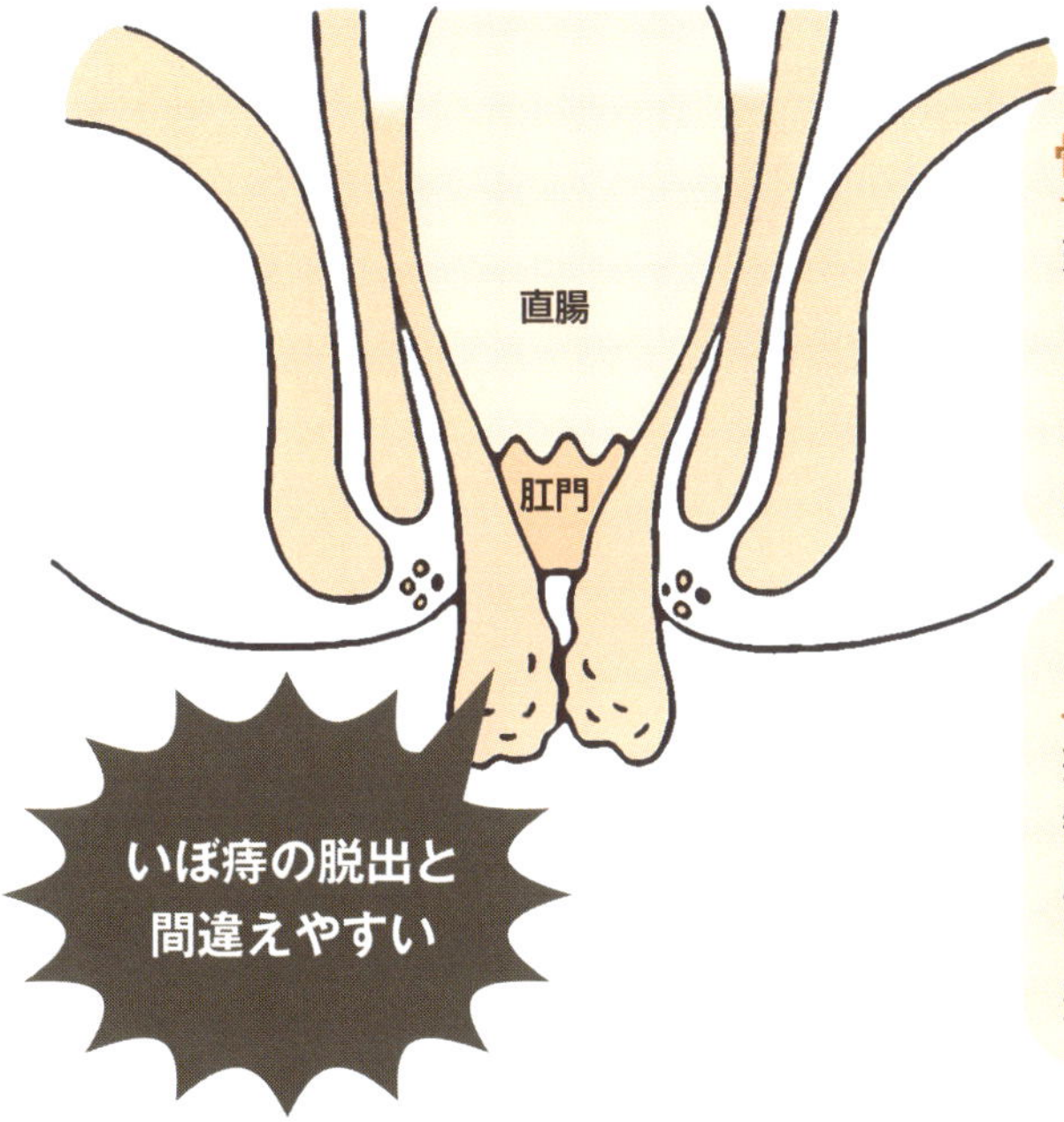
直腸
肛門
いぼ痔の脱出と
間違えやすい

主な原因

骨盤底筋群のゆるみ

妊娠や出産、加齢などにより骨盤底筋群がゆるくなり、直腸を支える筋力が低下して直腸が脱出しやすくなる。

強い腹圧

排便時のいきみ、重い物の持ち上げなどが腹圧を高め、直腸を下方に押し下げて肛門を圧迫することがある。

まずはかかりつけ医に相談してみても良い

高齢になると、持病などで定期的に通院していることも多い。痔らしき症状があるなら、まずはかかりつけの医師に相談してみるのも良い。ただ、痔は本人が困っていなければ、無理に治療をすすめる必要はない。日常の動作に支障が出たり、生活の質が低下したりして本人が苦痛であるなら、治療することが望ましい。

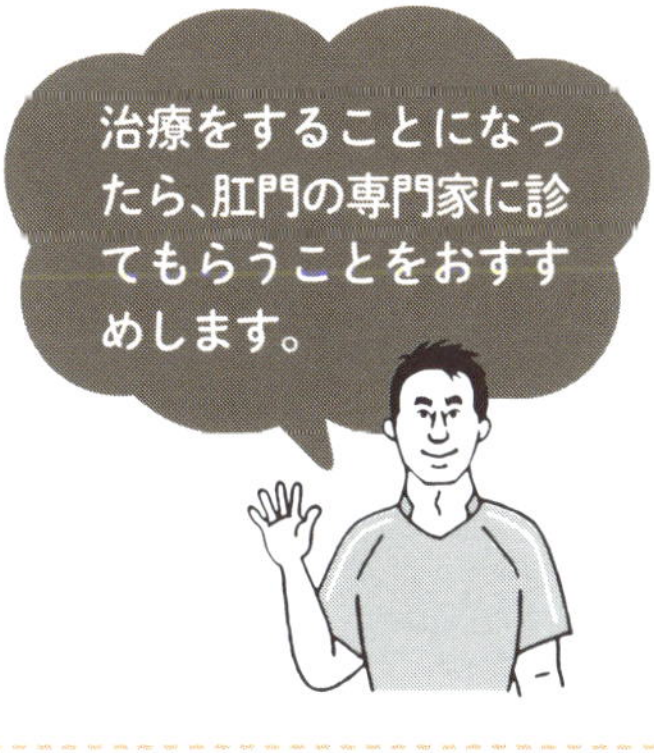
治療をすることになったら、肛門の専門家に診てもらうことをおすすめします。

「痔」を正しく理解し、治療や再発予防をしよう

みなさんのなかには「痔《じ》」と聞くと、「痛い」「治らない」「恥ずかしい」という印象をお持ちの方が多いかもしれません。しかし、「痔」は必ずしも痛いものとは限らず、治らない病気でもありません。

足腰や目は、歳をとってくればだんだん弱ってくるのは周知の事実です。肛門だって同じです。親からもらった体はすべて、生まれた瞬間から使い始めて一生過ごしていくのですから、使い方が荒かったり悪い生活習慣から壊してしまったりすることは当然ありうるのです。

つまり、お尻で言うならば、便秘や下痢などの排便習慣に注意し、肛門にかかる負担を減らすことを意識し、壊さないように使っていけば、悪くならないというわけです。そして、残念ながら悪くなってしまったときは、治した後、再び壊れないように注意しながら生活していけば良いだけのことなのです。

本書で解説した「いぼ痔」、「切れ痔」、「痔ろう」は、それぞれ違う痔ですから、治療方法は異なりますが、多くは生活習慣の見直しで改善することができます。ただし、痔だと思っていたら症状が似ている「大腸がん」だったという例もありますので、一度は医療機関を受診し、病気の鑑別と今後の治療方針の相談をすることが大切です。

また、「手術は怖いもの」というイメージをお持ちの方も多いかと思います。ですが、手術といっても外来で受けられるものから入院が必要なものまで様々です。仕事や家庭生活に無理のないようスケジュール調整をすることもできます。生活習慣の見直しで改善しない場合は、手術も一つの選択肢として考えてみてください。

痔で悩んでいる方々が、適切な治療で症状が改善し、毎日の生活が豊かで素晴らしいものとなるようお祈りいたします。本書が、みなさまの痔トラブルのお悩み解決の手かがりになれば幸いです。

二〇二四年十月

寺田　俊明

痔トラブル日誌

このページをコピーして、セルフケアの経過記録としてお使いください。

日付	痛み	出血量	市販薬の使用	排便状態
／ (　)	□ □ □ 弱 ←→ 強	□ □ □ 少 ←→ 多	□軟膏・注入軟膏 □坐薬 □内服薬 □その他 (　)	便通 □あり（　回） □なし 便の状態 □かたい □ふつう □やわらかい
／ (　)	□ □ □ 弱 ←→ 強	□ □ □ 少 ←→ 多	□軟膏・注入軟膏 □坐薬 □内服薬 □その他 (　)	便通 □あり（　回） □なし 便の状態 □かたい □ふつう □やわらかい
／ (　)	□ □ □ 弱 ←→ 強	□ □ □ 少 ←→ 多	□軟膏・注入軟膏 □坐薬 □内服薬 □その他 (　)	便通 □あり（　回） □なし 便の状態 □かたい □ふつう □やわらかい
／ (　)	□ □ □ 弱 ←→ 強	□ □ □ 少 ←→ 多	□軟膏・注入軟膏 □坐薬 □内服薬 □その他 (　)	便通 □あり（　回） □なし 便の状態 □かたい □ふつう □やわらかい
／ (　)	□ □ □ 弱 ←→ 強	□ □ □ 少 ←→ 多	□軟膏・注入軟膏 □坐薬 □内服薬 □その他 (　)	便通 □あり（　回） □なし 便の状態 □かたい □ふつう □やわらかい
／ (　)	□ □ □ 弱 ←→ 強	□ □ □ 少 ←→ 多	□軟膏・注入軟膏 □坐薬 □内服薬 □その他 (　)	便通 □あり（　回） □なし 便の状態 □かたい □ふつう □やわらかい
／ (　)	□ □ □ 弱 ←→ 強	□ □ □ 少 ←→ 多	□軟膏・注入軟膏 □坐薬 □内服薬 □その他 (　)	便通 □あり（　回） □なし 便の状態 □かたい □ふつう □やわらかい

【参考文献】

- 岩垂純一. 健康ライブラリー イラスト版 これでスッキリ、痔の悩み. 東京; 講談社: 2004.
- 江田　証. 腸のトリセツ. 東京; Gakken: 2020.
- 神山剛一 . うんトレ 誰にも言えないうんこのトラブル「すっきり解消！」ブック. 東京 ; 方丈社 : 2019.
- 健康づくりのための身体活動指針（アクティブガイド）. 厚生労働省. 2013.
https://www.mhlw.go.jp/stf/houdou/2r9852000002xple-att/2r9852000002xpr1.pdf,（参照2024-10-03）
- 健康づくりのための睡眠指針の改訂に関する検討会. “健康づくりのための睡眠ガイド2023”. 厚生労働省. 2024.
https://www.mhlw.go.jp/content/001305530.pdf,（参照2024-10-03）
- “痔には、ボラギノール”. 天藤製薬. 2024.
https://www.borraginol.com/,（参照2024-10-03）
- 日本消化管学会. 便通異常症診療ガイドライン2023－慢性便秘症. 東京; 南江堂: 2023.
- 日本大腸肛門病学会. 肛門疾患（痔核・痔瘻・裂肛）・直腸脱診療ガイドライン2020年版 改訂第２版. 東京; 南江堂: 2020.
- 平田雅彦, ほか . マンガでわかる痔の治し方 40万人を診たおしりの名医に会いに行く. 東京; 小学館集英社プロダクション: 2022.
- 平田雅彦, ほか . 40万人を診た専門医が教える 自分で痔を治す方法. 東京; アチーブメント出版: 2023.
- 山口時子. 健康ライブラリー イラスト版 便秘を治す45の方法. 東京; 講談社: 2001.
- 山名哲郎. NHK きょうの健康 便秘と痔の悩みを解消 セルフケアと治療. 東京; NHK出版: 2014.
- 厚生労働省政策統括官（統計・情報政策、労使関係担当）. “令和２年 患者調査 傷病分類編（傷病別年次推移表）”. 厚生労働省. 2020.
https://www.mhlw.go.jp/toukei/saikin/hw/kanja/10syoubyo/dl/r02syobyo.pdf,（参照2024-10-03）
- Acheson RM. Guys Hosp Rep 1960; 109: 184-95.
- Johanson JF, et al. Gastroenterology 1990; 98: 380-6.
- Poskus T, et al. BJOG 2014; 121: 1666-71.

【スタッフ】

装丁・本文デザイン：工藤亜矢子（OKAPPA DESIGN）

イラスト：さいとうあずみ

編集協力：株式会社オフィス201（和田さや加）、重信真奈美

校正：佐藤春子、脇本直美、黒石川由美

DTP：株式会社センターメディア

編集スタッフ：庄司みなみ

◇監修プロフィール

寺《てら》田《だ》　俊明《としあき》

医学博士。医療法人社団俊和会 理事長・寺田病院 院長。日本外科学会 認定医・専門医。日本大腸肛門病学会 専門医・指導医・評議員。日本臨床肛門病学会 専門医・指導医・評議員。日本消化器内視鏡学会 専門医。（財）日本スポーツ協会 公認スポーツドクター。日本医師会 認定産業医。日本医科大学消化器外科学 非常勤講師。内痔核治療法研究会 世話人。大腸肛門病懇談会 世話人。

東京医科大学卒業後、三井記念病院外科 研修医、亀田総合病院消化器内科、東葛辻仲病院を経て、寺田病院 副院長・胃・大腸肛門病センター長として赴任。2013年より現職。

寺田病院は痔核（いぼ痔）や裂肛（切れ痔）、痔ろうなどの肛門外科や、胃腸疾患に関する治療に高い専門性を持つ。肛門外科は岩垂純一診療所 院長 岩垂純一先生を特別顧問にむかえ、肛門手術件数は年間約 2,000件、鎮静剤を使用する苦しくない内視鏡検査には年間約２万人（同グループ内）もの患者が訪れる。同院の YouTube では、寺田先生本人が痔や胃腸疾患についてわかりやすく解説する動画が好評。

YouTube チャンネル　寺田病院
https://www.youtube.com/@user-ef4eb3hg3e

いぼ痔・切れ痔・痔ろう
痔トラブルの治し方

2024 年 11 月 19 日　　初版第 1 刷発行

監　修　寺《てら》田《だ》　俊明《としあき》
発 行 人　川畑　勝
編 集 人　滝口　勝弘
編集担当　谷口　陽一
発 行 所　株式会社Gakken
〒141-8416 東京都品川区西五反田 2-11-8
印 刷 所　TOPPAN株式会社

● この本に関する各種お問い合わせ先
本の内容については、下記サイトのお問い合わせフォームよりお願いします。
https://www.corp-gakken.co.jp/contact/
在庫については　Tel 03-6431-1250（販売部）
不良品（落丁、乱丁）については　Tel 0570-000577
学研業務センター　〒 354-0045 埼玉県入間郡三芳町上富 279-1
上記以外のお問い合わせは　Tel 0570-056-710（学研グループ総合案内）

学研グループの書籍・雑誌についての新刊情報・詳細情報は、下記をご覧ください。
学研出版サイト　https://hon.gakken.jp/